마음챙김에 기반한
스트레스 감소 프로그램(MBSR) 매뉴얼

MINDFULNESS-BASED STRESS REDUCTION

MBSR 마음챙김에 기반한 스트레스 감소 프로그램 매뉴얼

정애자

전북대학교출판문화원

목 차

마음챙김에 기반한
스트레스 감소 프로그램(MBSR)
매뉴얼

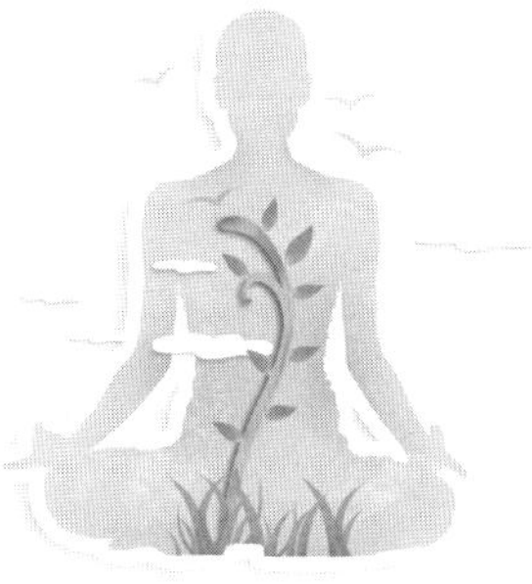

서문

마음챙김에 기반한 스트레스 감소 프로그램은 존 카밧진이 1979년 메사추세트 주립 대학교 의과대학(www.massmed.edu/cfm)에서 심장병 환자들을 대상으로 처음 실시하였다. 이 대학의 의사들은 의학적인 치료가 끝났거나 의료만으로는 해결할 수 없는 만성 통증이나 원인을 알 수 없는 여러 가지 질병으로 고통받는 환자들을 위해서 존 카밧진에게 치료를 의뢰했고, 그는 이 프로그램을 통해 전인적으로 접근하는 보다 통합적인 치료를 실시했다.

그는 MIT 재학 시절에 숭산 스님(Jon Kabat-Zinn. *Coming to our Senses*. 2005)을 만나면서 마음챙김의 주제에 대해서 많은 수련과 연구를 시작했고, 마침내 환자들을 위한 프로그램을 개발해냈는데, 이 프로그램을 처음에는 마음챙김에 기반한 명상이라고 명명하였으나 곧 이어서 마음챙김에 기반한 스트레스 감소 프로그램이라고 바꾸었다. 이 프로그램은 의식있는 환자들을 어떻게든 돕고자 하는 많은 의사들의 적극적인 의뢰를 받아서 지금은 전 세계의 모든 사람들에게 도움을 주는 프로그램으로 사랑을 받게 되었다. 다학제간의 연구가 가능해졌고, 보살적인 실천을 가능하게 하였다.

한국의 경우는 장현갑 선생님께서 존 카밧진의 『마음챙김 명상과 자기치유 상하』(Jon Kabat-Zinn. *Full Catastrophe Living*. 1990)를 번역하면서 이 프로그램이 소개되었다. 장현갑 선생님은 당시 박사과정에 있던 배재홍 선생과 함께 임상심리학회의 2005년 춘계학술 대회에서 '스트레스 관련 질병환자에 대한 마음챙김명상의 적용'으로 워크샵을 실시했다. 두 분의 열성적인 지도 아래 임상심리학 전문가와 회원들이 처음으로 이 프로그램을 실시했고, 2006년 6월 11일 충북대 이봉건 교수와 필자가 처음으로 이 프로그램을 완전히 이수했다는 증거를 받게 되었다.

필자는 2007년 미국의 메사추세츠 본부에서 기초 8주 프로그램을 수련했고, 이듬해인 2008년 2월 24일부터 3월 2일까지 존 카밧진과 사키 산토렐리가 지도하는 심신의학에서 마음챙김스트레스 감소(Mindfulenss-Based Stress Reduction in Mind-Body Medicene: A 7-Day Professional Retreat, Jon Kabat-Zinn & Saki Santorelli)를 수행하였다. 이후 한국으로 돌아온 필자는 미국 프로그램을 중심으로 지속적인 지도를 했는데, 물론 한국 프로그램을 경험한 후였기 때문에 엄밀히 말하면 한국과 우리 프로그램을 구별해서 지도할 수는 없었을 것이다.

이렇게 한국과 미국의 수련을 통해서 우리 프로그램과 미국 프로그램의 공통점과 차이점을 경험했기 때문에 미국 프로그램의 장점을 배우는 것이 우리 문화에 도움이 될 것이라는 생각을 굳히게 되었다.

일단 미국 프로그램은 8주를 실시하여 몸에 익히는 데 도움을 준다. 특히 6주말미에는 침묵 속에서 그동안 배운 명상을 실시해보는 하루 안거일(retreat day)이 있어서 자연스럽게 총정리를 하는 하루가 된다. 이런 장점들은 빨리 빨리 쉽게 익히고 싶어 하는 사람들에게 좋은 교정의 기회가 된다.

어떤 프로그램이든 실시하는 사람의 변인이 가장 클 수밖에 없다. 모든 것은 그 사람이 소화해서 할 수밖에 없다. 따라서 이 프로그램도 메사추세츠 프로그램에 충실한다고 하더라도 나눔에서 보면 전혀 아닐 수 있다. 말하자면 정애자라는 지도자 변인은 어쩔 수 없다.

이 프로그램의 지침서는 메사추세츠 마음챙김 센터의 자료와 경험에 기반해서 많은 사람들의 도움으로 만들어졌다. 그리고 미국에 가기 전에 한국에서 수련을 받을 때 받은 배재홍 선생의 자료를 많이 참조하였다. 만일 어떤 실수나 잘못이 있다면 모든 것은 전적으로 필자의 책임이다.

2015년 7월 중복날 연구실에서

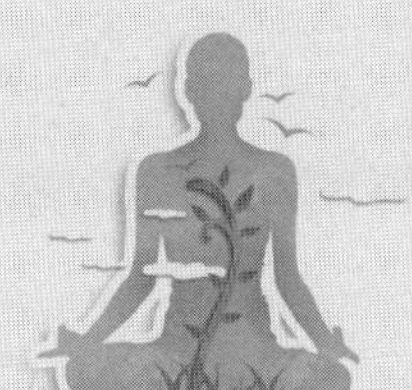

I 부

마음챙김에 기반한 스트레스 감소 프로그램 (Mindfulness-Based Stress Reduction, 이하 MBSR)이란 무엇인가?

마음챙김에 기반한 스트레스 감소 프로그램은 미국 메사추세트 주립대학, 의과대학의 마음챙김센터에서 존 카밧진(Jon Kabat-Zinn)이 1979년부터 실시하고 있는 프로그램으로 세계적으로 많이 사용하고 있는 프로그램이다. (www.umassmed.edu/cfm)

이 프로그램에 대한 보다 자세한 내용들은 이미 그의 저서 Full Catastrophe Living(1990, 장현갑, 김교현, 김정호 역. 2005. 마음챙김과 자기치유 상하), Wherever You go There You are(1994), Coming to our Senses(2005)등에 자세히 나와 있어서 여기서는 간단하게 소개하고 주로 이 프로그램을 실시하는 절차를 주로 다루고자 한다.

여기에서 나오는 지시문이나 서식, 그리고 여러 표들은 기본적으로는 내가 받은 교육자료를 중심으로 했고, 실시하면서 경험에 의해서 많이 수정을 하였다. 그리고 여기에 나오는 실제 나눔은 익명성을 위해서 많이 각색되고 생략되었고, 혹시 비슷한 사례라고 하더라도 전혀 다른 사람일 가능성이 크고, 우리의 삶이 서로 비슷하여 나오는 오해일 것이다.

마음챙김이란 현재 이 순간에 깨어 있는 것을 주목적으로 하는 것을 일차적으로 생각하기 때문에 개념이 중요한 것이 아니라 어떻게 하면 이것을 연습을 통해서 순간에 잘 깨어 있을 수 있는가가 더 중요한 것이다.

이 프로그램을 실시하는 사람은 물론 기본 8주프로그램을 해 본 전문가가 해야 하는 것은 기본이고, 지도하기 전에 본인이 실습을 많이 해야 한다는 것이 전제된다. 특히 종일 명상(All day retreat)이나 일정한 기간 동안 실습을 하는 일주일 정도의 명상 실습(7-9 days retreat)을 강력하게 추천한다.

이 프로그램은 집단으로 실시한다. 매 회기마다 집단의 숫자에 따라서, 집단의 나눔의 차이는 있지만 두 시간에서 세 시간 동안 실시한다. 매주 한 번씩 8주 동안 실시하고, 6주 째 주말에는 하루를 종일 명상일로 정해서 침묵 속에서 실시하는 종일 명상(all-day retreat)을 한다. 따라서 8주 동안의 9회기 프로그램이다.

본서는 지침서로서 매 회기 마다 어떻게 시작하고 어떻게 마무리하고, 무엇이 필요한 것인지 주로 각 프로그램을 중심으로 비교적 실재로 실시할 수 있도록 안내해 주는 8주프로그램의 지침서이다.

이 지침서는 8주프로그램을 실시하는 지도자 뿐 아니라 마음챙김에 기반한 여러 치료들(Mindfulness based Interventions, MBIs)을 하고 있는 전문가들에게도 많은 도움이 될 것이다. 예를 들면 인지 치료(Mindfulness-based Cognitive Therapy, MBCT), 변증법적인 행동 치료(Dialectical Behavior Therapy, DBT), 그 마음챙김에 기반한 수용전념치료(Mindfulness-based Acceptance and Commitment Therapy) 같은 마음챙김과 관련된 치료 부분의 전문가들에게 MBSR의 기본 절차를 소개하고 이용하는 데 도움을 주고자 한다.

이 프로그램은 종교에 기반을 두고 있지만 그 발생은 현실적인 일반 대중들을 위한 세속적인 프로그램이다. 현재의 이 순간에 일어나고 있는 것에 대한 주의를 기울인다는 것은 보편적인 인간 능력이다. 이는 종교적인 행동도 내용도 아니다. 그래서 병이 있거나 없거나 이 프로그램에 참가하는 데 진단명은 필요하지 않다. 교육적이거나 병리적인 것이 아니므로 참가자들은 아주 비동질적일 수밖에 없다. '현재 이 순간에 숨쉬기를 하는 것은 이전에 의식하지 않았을 때 보다 지금이 더 나은 상태에 있는 것이다.'

이 프로그램이 세속적이고 어떤 것을 바꾸거나 교육시키는 것이 아니므로 참가자나 지도자나 모두 참여자로서 민주적인 방식으로 실시한다. 그 순간에 함께 경험할 뿐이다.

지금 현재 순간에는 누구나 다 모두 특별하다. 처음부터 참가자들은, 지도자이건 학습생이건 모두 함께 수련한다. 자신의 경험을 탐험하고 함께 나눈다. 새로운 통찰과 이해는 서로를 감동시키고 서로를 변화시키기도 한다.

이렇게 함께 하기 위해서 이 프로그램에서 필요한 태도가 있다. 이는 마음챙김 수련에서 늘 염두에 두어야 하는 7가지 핵심태도이다. 이 태도를 일상생활에서도 늘 견지하면 스트레스가 적어질 수 있고, 생활이 명상이 될 수 있을 것이다.

마음챙김 명상수련의 7가지 태도

01 Non-judging 판단하지 마라

우리는 어떤 사물이나 사건에 접하게 되면 자동적으로 판단하는 데 익숙해져 있다. 이런 태도는 수렵의 생활을 거치는 동안 인간은 언제나 생존의 위협 속에서 살았기 때문에 판단은 생존하는 데 가치가 있었을 것이다.

빠르게 적과 아군을 구별할 수 있어야 살아남을 수 있었을 것이다. 풀잎 하나도 먹어야 하는지 먹으면 안 되는지 판단해야 하고, 어떤 풀을 먹으면 해로운지 알아야 한다. 이런 잔재는 일상적으로 생활경험들을 자동적으로 명명하고 분류해서 그 평가를 기억하게 만들었을 것이다. 그리고 이러한 평가의 기억에 따라서 자동적인 행동이 나타난다.

그러나 이런 자동화된 판단은 정보가 없었던 원시생활의 잔재로 정보가 넘치는 지금은 오히려 일상생활을 방해할 수도 있다. 이런 자동화된 판단은 우리가 실제 대상의 진짜 특성에 대한 정확한 실체를 인식하는 것을 방해하고, 자각 없는 자동반응을 유발하게 만든다.

보통 우리는 어떤 일이나 사람, 사건을 경험하기도 전에 근거 없이 지각을 하자 마자 좋게 느껴지면 '좋은 것'이라 평가하고 나쁘게 느껴지면 '나쁜 것'이라 평가한다. 그 밖에 관계가 없을 것이라 생각이 되면 '중립적인 것'으로 평가한다. 이렇게 우리의 의식에서 경험되는 내용들은 자동적인 판단에 의해서 정확한 경험을 방해한다.

게다가 이렇게 개인적인 판단에 의해서 좋은 것은 더 원하고, 싫은 것은 밀어내느라 많은 에너지를 소비한다. 그리고 그 결과로 원하는 것을 얻지 못하거나 싫은 것에 직면해야 하는 결과에 따라서 더 많은 스트레스를 경험하기도 한다. 즉 좋은 것을 더 갈망하나 얻지 못하고 피하고 싶은 것은 더 마주쳐서 갈등을 줌으로써 그런 사건을 마주할 때마다 스트레스를 받는다.

마음챙김 명상에서는 이러한 자동적인 판단반응이 일어나는 것을 알아차리고 가능한 한 이런 자동 판단에 얽매이지 않도록 노력하는 태도를 강조한다. 어떤 생각이나 감정이 의식에 떠오르면, 이것이 자동판단에 따른 것임을 알아차리고 판단을 보류하여 사물이나 사건을 있는 그대로 조용히 지켜보려는 노력을 하는 것이 가장 중요하다.

02 Patience 인내심을 가져라

인내심은 지혜에 속한다. 무엇이든 변화하는 데에는 시간이 필요하다. 근육의 힘을 기르고 싶거나 자전거를 타거나 자동차 운전을 하게 될 때까지는 많은 교육과 훈련이 필요하다. 열심히 매일 매일 연습하는 것이 가장 중요하다. 쉬면 감각을 잃어버린다. 마음챙김 수련의 경우도 예외가 아니다. 한두 번의 수련으로 큰 변화가 있을 것이라 기대하는 것은 오히려 실망과 명상에 대한 회의만 키울 수 있다.

신체적인 근육도 많은 시간을 갖고 수많은 시간 동안 훈련을 해야 근육에 힘이 붙는 것처럼, 마음도 수많은 시간을 수련해야만 튼튼해진다. 각 영역에서 달인이라고 하는 사람들은 그 영역에서 안내심을 갖고 연습을 한 사람들이다. 명상에도

서 마찬가지이다. 전문적인 명상이라면 만 시간 이상을 한 경우들이다.

또한 이런 수련을 하는 동안 긍정적인 결과만 나오는 것도 아니다. 긍정적인 경험뿐만 아니라 명상이 완전히 몸에 익혀지기 전에는 부정적인 경험이 나타난다. 기억하지 못하던 것들이 기억나기도 하고 생각하기 싫은 것들이 생각나기도 한다. 물론 판단 없이 잘 보면 알아차리겠지만, 그렇다 해도 인내심이 없다면 판단 없이 자신이 나타내는 불안이나 초조함을 그저 바라본다는 것은 쉽지 않은 작업이다.

어떤 현상이 나타나더라도 인내심을 갖고 지도와 안내를 받으면서 지켜보는 것이 필요하다. 어떤 일이든 성취를 하기 위해서는 프로그램을 중도에 포기해서는 안 되는 것이다. 상황이 즐겁든 즐겁지 않든 개의치 않고 인내심을 발휘하는 것이 필요하다.

인내심을 갖는다는 것은 매 순간에 대해서 열려있어야 한다는 것이다. 순간의 풍요로움을 받아들이는 것이다. 안달을 해서는 안 된다.

03 Beginner's mind 초심자의 마음을 유지하라

지금, 여기에서의 경험을 풍요롭게 하는 일은 곧 나의 인생을 풍요롭게 하는 것이다. 우리는 익숙한 것에 대해 이미 '알고 있다'는 생각이나 확신으로 그것의 진짜 모습을 놓치는 경우가 자주 있다. 평범한 것의 비범함을 알아차리지 못하는 것이다.

초심이란 무엇이든 처음 대하는 것 같은 호기심과 열린 마음을 유지하는 것을 말한다. 사실 세상의 어느 것 하나도 변하지 않는 것이 없다. 하지만 우리는 사물이나 사람을 처음 마주쳤을 때 그 신선한 마음이 아니라 '개념'으로 대상을 파악하기 때문에 이런 변화를 감지하지 못한다.

'아내'나 '남편'이라는 개념은 변하지 않는다. 하지만 아내인 사람이나 남편인 사람은 끊임없이 변한다. 그런데도 여태까지 나와 살아온 '나의 아내'나 '나의 남편'이라는 개념으로 상대를 바라보면, 아무런 변화를 감지하지 못할 수 있다. 개념은 변하는 것이 아니기 때문이다.

이렇게 우리는 '익숙해진 것'에 대해서는 거의 주의를 기울이지 않는다. 오랫동안 같이 지낸 아내나 남편이 그렇고, 자녀나 친구도 그렇다. 하물며 사물은 말할 것도 없다.

매 순간은 모두 그 나름의 독특함이 있으며 무한한 가능성을 가지고 있다. 매 순간 초심을 잃지 않으려는 태도는 매 순간의 삶을 풍요롭고 경이로운 것으로 만들어 줄 것이다.

매일 떠오르는 태양조차 어제의 그 태양과 같은 것이 아니다. 매일 먹는 '밥'은 같은 것이지만, 지금 내 앞에 있는 이 '밥'은 이미 먹어서 없어진 그 밥이 아니라 전혀 새로운 다른 밥이다.

명상에서도 마찬가지이다. 명상을 할 때마다 그 효과는 같을 수도 있지만 다를 수 있다. 명상의 기법이 달라질 때도 마찬가지이다. 어떤 기대를 하지 말고 처음처럼 새로 시작해야만 나름대로의 효과를 볼 수 있다.

04 Trust 자기 자신에 대해서 믿음을 가져라

우리의 인생에서 나의 신체와 마음의 전문가는 본인이다. 내가 배워야하는 것은 나의 삶에서 전개되는 매 순간의 경험으로부터 나온다. 자기의 호흡이나 신체적인 감각은 타인은 아무도 모른다. 객관적인 자세야 다른 사람이 관찰해 줄 수 있지만 그 자세가 나에게 편안한지 불편한지는 나 말고 누구도 알 수가 없다.

따라서 자신의 호흡이나 자신의 느낌에 대해 깊은 믿음을 키우는 것은 명상수련의 필수적인 부분이다. 자신이 가진 직관이나 선량함을 믿어야 한다. 이는 또 하나의 지혜이다.

내가 다른 누구처럼 된다는 것은 불가능한 일이다. 우리는 많은 경우 사회적 통념이나 전문가 또는 스승의 판단과 평가를 따른다. 하지만 자신은 사회적 통념이 아니며, 그 평가가 맞는다는 보장도 없고, 그 평가는 평가자의 것이지 자기 자신이 아니다.

스승이나 사회적인 권위, 명성을 믿는 것은 매우 소중한 것이다. 하지만 인생의 순간순간을 살아가는 것은 자신이다. 권위나 명성 때문에 배우려는 자세는 위험한 일이다.

특히 자신에게 어떤 자세가 맞는 것이고 어떤 것이 맞지 않는 것인가 하는 판단은 더욱 그렇다. 그래서 항상 자신이 직접 경험하고, 그런 경험이 주는 느낌과 직관을 존중하고 믿는 태도가 중요하다. 이는 명상을 할 때도 마찬가지이다. 다른 사람이 아무리 좋다고 해도 자신이 좋다는 느낌이 안 들을 수 있다. 남들이 아무리 나쁘다고 해도 자신이 좋다는 느낌이 들 수도 있다. 그렇다면 자신의 느낌을 믿는 것이 중요하다. 자신에 대한 믿음이 커질수록 타인에 대한 믿음도 커지고 장점도 잘 볼 수 있게 된다.

05 | Non-Striving 지나치게 애쓰지 말라

우리는 일상적으로 대개 무엇을 얻으려는 성과 위주의 목적을 가지고 행동한다. 그러나 명상은 일반 행동과 차이가 난다. 일반적인 행동이 목적이 있듯이 마음챙김 수련을 할 때도 '편안해지기 위해'라든가 '더 좋은 사람이 되기 위해'라든가 '나를 더 잘 알 수 있기 위해'라는 등등의 목적을 갖게 되기 쉽다. 그러나 명상은 그런 것이 아니다.

마음챙김 수련의 목적은 '마음챙김을 수련하는 것' 그 자체일 뿐 어떤 다른 목적이 있는 것이 아니다. 긴장이 느껴진다면 긴장에 주의를 기울이는 것이고, 통증이 있다면 통증을 있는 그대로 느끼는 것이다. '좋은' 결과는 우연히 이러한 무목적 행위의 결과로 나타날 수는 있지만 그 자체가 목적이 될 수 없다.

역설적이게도, 나름의 목적이 있다면, 이를 이루는 가장 좋은 방법은 결과를 얻으려는 노력을 하는 것이 아니다. 지나치게 애쓰지 않는 것이 지름길이다.

06 Acceptance 수용하라

수용이란 지금 이 순간에 '그것을 있는 그대로 있다는 것을 알아차리는 것'이다. 그것이 어떤 것이든 있는 그대로를 받아들이는 것이다. 머리가 아프면 머리가 아프다는 것을 받아들이고, 욕심이 생겼다면 욕심이 생겼다는 것을 받아들이는 것이다. 우리는 일상 속에서 이미 사실로 드러난 것들을 부정하거나 거기에 저항하느라 지나치게 많은 에너지를 소모하는 경우가 많다. 이렇게 실체를 부정하고 자신이 원하는 쪽으로 바꾸려면 긴장과 괴로움이 더 많아진다. 이렇게 자신의 상태를 부정하거나 강요하고 투쟁하는 데 치중하면 자신의 치유와 성장을 위한 에너지가 고갈된다.

만약에 불만을 느낀다면, 불만족스런 상태를 있는 그대로 인정해야 한다. 있는 그대로 받아들여야 한다. 그래야 그런 상태를 개선해나갈 수 있게 된다.

그러나 수용은 자신의 원칙이나 가치를 포기하라는 것이 아니다. 또한 있는 그대로에 만족하거나 허용하라거나 바람직한 것으로 보라는 것도 아니다.

여기서 말하는 수용이란 사물이 진행되는 것을 있는 그대로 알아차리는 것을 의미한다. 사물을 있는 그대로 수용하는 태도를 기르면 삶에서 어떤 일이 일어나더라도 적절하게 대응할 수 있는 단계로 나아갈 수 있다. 있는 그대로 보는 것이 편견과 공포에 의해 실체를 왜곡하여 지각하는 것에 비해 더 명확한 판단과 행동을 가능하게 해준다. 예를 들어, 아프면 아픈 것이지 아파서는 안 된다는 관념으로 보면 더 아픈 것처럼 느끼게 되기도 한다. 이런 관념은 오히려 아픔의 실체를 정확하게 파악하고 제대로 대응하는 데 방해가 될 수 있다.

07 Letting-go 내려놓아라

우리는 유쾌한 것은 붙들고 매달리고, 불쾌한 것은 없애고 피하려 하는 경향이 있다. 이런 삶의 태도를 쾌락주의라 한다. 쾌락주의는 사실상 유기체 대부분의 행동성향을 잘 설명해주는 강력한 원리이다. 그래서 우리는 일상생활에서도 즐거운 경험은 더 원하고, 불쾌한 경험은 피하고자 한다. 이렇게 쾌락주의에 매달려 있느라 우리는 많은 스트레스를 경험한다.

아무리 매달려도 계속 유쾌한 상태에 있을 수 없고, 불쾌한 것을 아무리 밀어내고 없애려고 해도 없앨 수가 없다. 모든 것은 변하고, 유쾌하거나 불쾌하거나 흥망성쇠를 한다. 만약에 이런 변화에 맞추려면 도저히 견딜 수 없을 것이다. 엄청난 에너지가 필요하고 많은 스트레스를 받을 것이다.

매달리지 말고, 가도록 내버려 두어도 된다. 내려놓는다는 것은 그것이 부정적인 것이든 긍정적인 것이든 이를 피하거나 붙잡으려하는 욕구를 알아차리고 놓아버린다는 것이다.

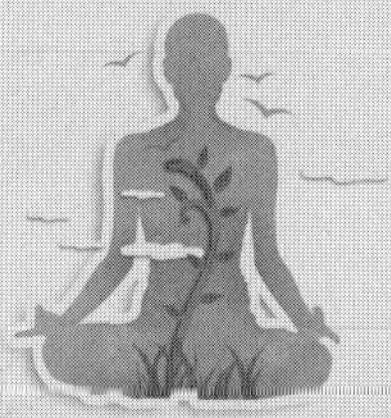

II부

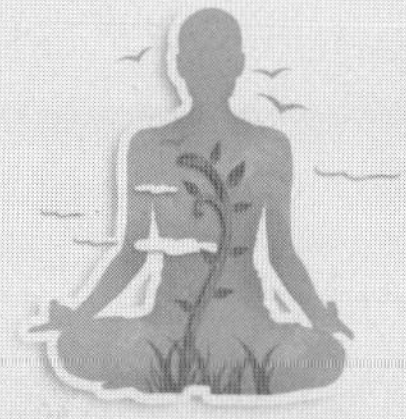

1주차 수업

수업을 조직하는 날 : 동의서 작성과 프로그램 소개

준비물

지도자가 준비할 것들

건포도 한 통(새것으로 준비한다)

동의서 양식

연구나 명상에서 필요한 설문지

수행일지

9점 용지

소리를 내서 시작 끝을 알릴 수 있는 소리 나는 종이나 악기.

수련생들이 준비할 것들

편안한 복장

누울 때나 앉아 있을 때 사용할 수 있는

매트나 방석을 준비한다.

노트

첫날 수업은 절차를 조직하는 날이다.
맨 먼저 환영인사를 하면서 간단한 영상매체를
이용하여 명상의 효과를 설명하고, 프로그램 참가의
가이드라인과 동의서를 받는다.

Chapter 01

1주차 수업 : 첫날 수업은 절차를 조직하는 날이다.

Mindfulness-Based Stress Reduction

맨 먼저 환영인사를 하면서 간단한 영상매체를 이용하여 명상의 효과를 설명하고, 프로그램 참가의 가이드라인과 동의서를 받는다.

Mindfulness-Based Stress Reduction(MBSR) Program 참가동의서

나는 스트레스 감소 프로그램(MBSR)의 효과와 절차에 대해 자세히 설명을 들었습니다. 이 프로그램에는 이완 기술 훈련과 명상 훈련법, 그리고 가벼운 스트레치 운동(요가)도 포함됩니다. 어떠한 이유에서든지 나는 이 프로그램에 참여할 수 없는 상황이거나, 또는 집에서의 연습수행과 운동에 참여하는 것이 현명치 못하다고 생각될 시에, 저는 이러한 수행에 참가해야 할 의무가 없습니다.

저는 각각 8주프로그램, 그리고 종일 프로그램에 참가 할 것과, 프로그램 기간 중 집에서 40~60분 정도의 과제를 연습해야 하는 점을 이해합니다.

오늘 날짜: 년 월 일 이름: (서명)

생년월일: 주소: 전화번호(mobile):

정보 이용 동의서

여러분께서 질의 응답해 주실 이 정보는, 스트레스 감소 프로그램의 진행에 있어 여러분과 우리 모두에게 유용할 것이며, 우리 프로그램의 개선에도 도움이 될 것입니다. 이러한 이유로, 이 정보는 MBSR 프로그램에 참여한 결과로 인한 사람들의 경험과 변화에 대해 통계적 연구목적으로 사용될 수도 있습니다.

어떠한 분석이나 출판물에서도 그 결과로 인해 당신의 개인적인 신분이 밝혀지는 일은 없을 것입니다.

□ 네, 저는 제 정보가 이용될 수 있다는 것에 동의합니다.

□ 아니요, 저는 제 정보가 이용되는 것을 원치 않습니다. 이름: (서명)

e-mail 사용 동의서

스트레스 감소 프로그램의 담당자가 이메일을 통해 당신과 연락하고 싶어할 수 있습니다.

참가자 여러분의 사생활을 보호하기 위하여, 우리는 이러한 방식의 연락에 대한 서면 허가를 요청하는 바입니다. 아래 양식을 작성해 주시고 다음의 선택지를 보시고 체크해 주십시오.

□ 나는 스트레스 감소 프로그램의 경험에 관해 나의 담당자와 이메일로 연락할 수 있도록 허락합니다.

□ 나는 이메일 연락을 원하지 않습니다.

오늘 날짜: 년 월 일 이메일 주소: 이름: (서명)

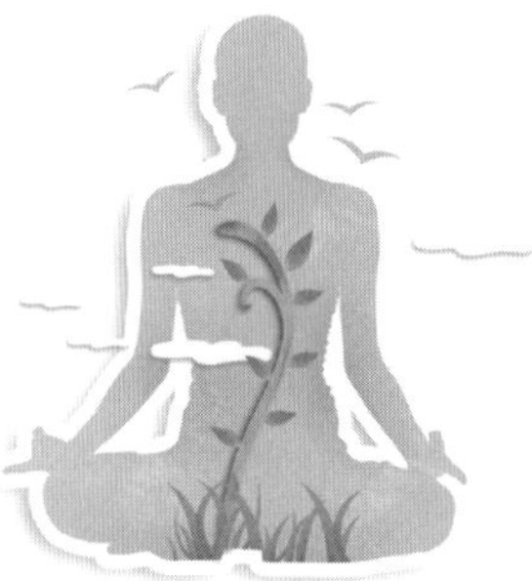

MBSR

마음챙김에 기반한 스트레스 감소 프로그램 매뉴얼

지도자가 알아야할 사항
담당자의 간략한 프로그램 소개

방 주위를 둘러보고, 참가자들에게 자기 소개할 수 있는 기회를 주어라.
왜 이곳에 왔는지,
이 프로그램에 어떠한 기대(예상)를 하고 있는지,
그리고 두 가지 이상의 자신의 긍정적인 면에 대해 말하도록 한다.(이 프로그램의 가장 강한 강점이다. 이미 참가자들은 자신이 이 프로그램에 참가한 이유에서 본인의 문제나 갈등 상황을 말하는 경우가 많다. 따라서 참가자들에게 본인의 장점을 두 가지 말하라고 하는 것은 신선하고도 관점의 변환을 주어서 아주 좋은 요구이다.)
참가자들의 숫자가 많은 반에서는 한 시간 이상 걸릴 수도 있다. 종종, 담당자가 참가자들에게 적절한 코멘트나 관찰, 긍정적 평가를 해 주면 매우 유용할 것이다.
프로그램에 대한 토의를 시작하기 전에, 가끔씩 주위사람들과 이야기하는 것도 좋은 방법이다.
자기소개가 끝난 다음에 마무리 과정에서 이 프로그램은 집단 치료적인 역동적인 내용이 나올 수 있는 바, 집단 치료의 윤리인 비밀 보장에 대한 간단한 교육을 첨가할 것을 추천한다.

실제의 예 G : 지도자 A : 수련생

A 명상 한 번 해보겠느냐고 남편에게서 들었어요. 사회생활하면서 누군가가 미울 수도 있고, 에너지가 떨어져도 강하고 씩씩하게 살아 보려고요. 유아들을 가르치고 있거든요. 막연하게 갔을 때는 몰랐는데 생활도 있고 막상 가보니까 하루하루 지내보니까 사랑스럽고 예쁜데 20.30년 동안 가르쳤던 것과는 많이 떨어져서. 제가 건강해야 되고, 마음도 건강해야 되니까. 저한 테 '딱'이다 해서 신청했구요. 장점이... 글쎄요. 글쎄요. (웃음)

장점이 전에는 이렇게 안 살았어요. 그동안 편두통 때문에. 스트레스에 인한 편두통이래서. 즐겁게 살을려고 하고, 실실 웃으려고 하고, 노력하는 것이 제 성격을 변화시킬려고 하는 것이 장점이 아닐까.

또 하나, 양보를 많이 하는 성격이라고 할까요? 다른 사람이야기를 많이 들어주고, 맞춰주려고 하는 것이 장점이 아닌가.

G 명상을 실시하고 있는 유치원과 학교의 예를 들어주고 이 프로그램은 판단없는 주의집중을 하는 프로그램이다.

A 그러면 적용할 수 있겠다. 체계적으로.

B 장점을 두 가지 말씀하시라고? 한 가지는 꼼꼼해서 정리하고 표를 잘 만들고, 카드 정리하고 배열하는 것을 좋아해서. 수집하는 것도 잘 하지 않았을까.. 주변에서 만만한 케렉터라서 쉽게 부탁도 하고, 조율도 하고, 수평적인 느낌으로. 만만한 것이 장점이 아닐까? 궁금한 것 있으세요? 어디서 어디까지. 말씀드려야할지.

(**가 권해서 왔다)

C 저는 이름은 **이고, ** 소개로 왔어요. 훈련하면 도움이 되겠다고 해서 왔구요. 작년 가을부터 정신과 치료도 받고 있고, 불안 때문에 우울증 약

도 먹고 있어요. 작년에 힘들었어요. 지금도 약을 먹고 있고, 좀 힘들어요. 저는 회사를 운영하고 있는데, 마케팅 업무를 하고 있는데, 집안일이나 회사 일이나 잘 처리가 안 되고 롤러코스트 타듯이 푹 가라앉고, 비가 오기 전에 힘들고, 힘이 들었다. 다시 담배도 피운다. 집에서 절을 하고 명상을 해 왔어요. 이제 체계적으로 공부를 하고 단단하게 마음을 키워야 겠다! 어떻게 보면 동아줄을 잡고 싶어서.
장점은 아이디어가 많아요, 창의적인 일을 잘하고, 상도 받고...

G 그리고 또?

C 몰입을 잘해요. 꽂히면 잘 해요. 2,3년씩 꽂혀서 살다가 자주 바뀌게 되고— 그렇게 산 것 같아요. 지금은 불안에 꽂혀서 다른 것을 못해요.
(구체적인 내용을 함께 이야기하고 나눔)

지도자가 알아야할 사항
본 프로그램에 대한 설명과 마음챙김의 기본적인 태도에 대한 강의

주제 당신이 어떠한 문제점을 가지고 있을지라도, 우리의 관점에서 이 세상에는 나쁜 일 보다 좋은 일이 더 많다. 우리는 그 문제에 대한 해결책을 찾을 수 있고, 이 코스는 그러한 해결책을 좀 더 나은 환경에서 찾을 수 있도록 도와준다.

명상적 깨달음이 이 과정의 가장 기초적인 것이다. 왜냐하면 현재 이 순간은 모든 사람이 지각하고, 배우고, 성장하거나 변화할 수 있는 유일한 시간이기 때문이다.

스트레스는 우리가 직면하는 거의 모든 문제들의 집합이다. 앞에서 자기소개와 프로그램 참가 동기에서 볼 수 있듯이 현재도 너무나 크다. 그러나 사실은 스트레스를 인식하지 못하고 장기적인 장애로 인해서 질병이나 장애를 겪을 수 있다. 이런 스트레스를 잘 인식하고 감소시킬 수 있는 프로그램에 참가하는 것은 좋은 일이다. 그러나 참가만 해서는 안 되고 적극적으로 참여해야 결과를 기대할 수 있다.

스트레스를 단번에 해결할 수 있는 방법은 없다. 간단한 문제가 아니다. 피하고 싶지만 피할 수 없는 삶의 자연스러운 한 부분인 것이다. 따라서 일상에서 늘 겪어야 하는 생활의 일부일 뿐이다. 어떻게 직면하여 어떻게 통제하느냐가 열쇠이다.

일단 스트레스를 잘 의식하여 없앨 수도 있지만 내 인생에서 이용할 수도 있다. 바람이 일면 배를 항해할 때 성가실 수 있다. 그러나 각도를 조절하여 바람의 힘을 이용한다면 오히려 도움이 될 수도 있다.

존 카밧진은 그의 책에서 이렇게 당부하고 있다. '삶의 온갖 골칫덩어리를 다루고 질병의 치유력을 높이기 위한 내적 자원을 발견하여 자기를 개발하기 위한 여행을 출발할 결심이 되었다면 반드시 명심해야할 사항이 있다. 즉, 일정기간 이를 실천하는 동안에는 판단을 중지하고 이 책에서 설명하는 기법들을 규칙적으로 실천하며, 당신의 마음 내부에서 일어나고 있는 것을 잘 관찰해야한다.'

01 | 마음챙김의 정의

마음챙김이란 특별한 방식 즉 의도적으로 현재라는 이 순간에 어떤 판단도 하지 않은 채 주의를 기울이는 것을 의미한다. -존 카밧진-

(The mindfulness means paying attention in a particular way : on purpose, in the present moment and non-judgementally.) 자기 마음의 내부를 깊게 들여다

보고 자기를 탐구하여 스스로를 이해하기 위한 정신 수련 방법의 하나이다.(마음챙김)

02 | 존재의 방식(mode of being)

이런 마음챙김을 통해서 할 수 있는 일은 자신의 순간을 온전히 살 수 있도록 체계적으로 방법들을 배우는 것이다. 즉 존재의 방식을 알게 하는 것이다. 존재하기(being)를 훈련한다.

우리는 일상적으로 뭔가를 늘 하는 행위(doing)의 늪 속에서 허덕인다. 이제 우리는 그런 행위를 멈추고 존재하기 수련을 할 것이다. 실제로 우리는 그런 행위들에서 자신이 무엇을 하는지 전혀 모른 채 무엇을 경험하고 느끼는지 알아차리지 못한다.

예를 들면 우리는 가끔 자동차를 운전할 때 운전을 하고 있다는 것을 의식하거나 주변 사건들과 감정을 의식하지 못한 채 마치 비행기 조종사들이 "자동 항법장치(자동조정)"를 사용하여 몇 킬로미터를 별 다른 의식 없이 하늘을 운항해 가는 것처럼 운전할 때가 있다. 우리의 일상생활에서도 우리는 순간순간 무슨 일을 하는지 전혀 의식하지 못한 채 자동 조정에 의해 의식 없이 살아가는 시간이 대부분인 채로 살아가고 있다.

자동조정 상태일 때는 우리들 주변에서 일어나는 사건과 생각을 알아차리지 못하고, 마음속에 떠오르는 감정과 감각들이 별다른 도움이 되지 못한채 오히려 기분을 거스르게 하거나, 과거에 대한 나쁜 생각을 희미하게나마 떠오르게 하거나 이미 만들어진 습관만을 야기한다.

그러나 우리가 순간순간에 마음챙김을 할 수 있게 된다면 지금 이 순간의 생각, 감정, 신체감각을 보다 명료하게 알게 되고, 우리는 과거의 습관으로부터 보다 자유로워져서 보다 쉽게 생각하고, 나에게 보다 바람직한 행동을 선택할 수 있는 가능성을 찾게 될 것이다. 그러므로 우리는 과거에 문제를 야기했던 관습적인 생각이나 아직 오지 않은 확인되지 않은 미래의 환상에 더 이상 빠져들지 않을 수 있을 것이다.

이 프로그램의 목표는 마음챙김의 인식 능력을 높임으로써 과거처럼 자동적으로 반응하지 않고, 상황에 따라 보다 능동적인 선택을 해가면서 행동할 수 있도록 하는 데 있다. 자신의 주의가 지금 어디에 가 있는지를 잘 살필 수 있도록 하여 수련을 거듭함으로써 마음을 챙겨 주의의 초점을 변화시키도록 훈련한다.

처음 이 훈련을 시작할 때 우리는 순간순간에 의식을 정착시키는 초점대상으로 신체의 다양한 부위들에 주의를 모은다. 우리는 마음챙김에 의해 다양한 것들에 대해서도 주의를 집중하는 훈련을 할 것이다.

첫 공식 명상으로 존재 방식의 하나를 배우기 위한 신체의 각 부위에 의식의 초점을 두는 바디스캔을 할 것이다.

03 | MBSR의 구성

본 프로그램은 공식명상과 비공식 명상의 두 가지 형식으로 구성되어 있다.

공식명상은 하던 일을 멈추고 시간을 내서 의도적으로 실시하는 명상이다. 여기에는 호흡 명상, 바디스캔, 정좌명상, 하타요가가 있다. 그리고 걷기명상이 있다. 일부러 시간을 내서 아주 천천히 호흡과 함께 걷는 것은 공식명상이지만 일상생활에서 걸을 때 다리에만 주의를 집중하면 바로 다음에 설명할 비공식 명상이기도 하다.

두 번째로 무엇을 하고 있는 중이라도 거기에 마음챙김을 하는 비공식 명상이 있다. (건포도) 먹기 명상, 유쾌한 사건과 불쾌한 사건을 알아차리는 것, 대인관계의 의사소통, 반복적인 인지나 정서와 신체 감각과의 관계를 알아차리기, 일상생활에서 습관적인 행위와 행동을 알아차리기 등 여러 가지가 있을 수 있다. 이런 명상을 통해서 무엇을 하든지 이완, 정서적인 평온과 통찰을 일상생활에서 스며들게 한다. 이 방법도 공식명상에 버금가게 명상적인 효과는 크다. 비공식명상은 특별한 시간을 들여서 하는 것이라기보다는 무엇이든 그것을 하고 있는 동안에 그 순간에 하고 있는 것을 알아차리면서 한다.

이렇게 공식, 비공식 명상을 본 프로그램으로 매주 한 번씩 수련한다. 그리고 6주와 7주 사이에 종일 명상을 한다. 따라서 본 프로그램은 8주, 9회기 훈련 후 공식명상 4가지 중 어느 것이든 또는 공식명상과 비공식 명상에서 2개 이상을 결합하여 하루 45분간 일주일 중 6일 동안 평소 실천할 본인의 명상 프로그램을 만드는 것을 목적으로 하는 실천적인 프로그램이다.

04 | 참여의 중요성

마음챙김의 7가지 핵심태도로 명상 수련에 임하는 것이 아주 중요하다. 그러나 더욱 중요한 것은 이 프로그램은 자기 수련 프로그램으로서 참여가 아주 중요한 덕목이다. 마음챙김의 힘을 높이려면 자기훈련과 규칙적인 수련이 결정적이다.

가장 기본적인 규칙은 모든 사람이 적극적으로 수련에 참여해야 한다. 소극적인 참여는 명상의 힘을 기를 수 없다. 매일 명상 수련에 기꺼이 참여하는 것을 기본으로 한다.

말하자면 수련 시간을 내기 위해서 본인의 생활 습관을 바꾸어야 한다. 기적처럼 45분 명상 시간이 저절로 생기는 것이 아니다. 스트레스를 받을 만큼 힘든 일이다. 그러나 이 프로그램에 참여하기 위해서 라이프스타일을 바꾸는 것은 긍정적인 변화를 이끌어낼 수 있다.

처음에는 이런 시간과 장소를 마련하는 것이 중요하다. 이런 준비는 외부의 어떤 것에서도 방해받지 않고 스스로 주인이 되는 연습이 가능하게 하기 때문이다. 이렇게 노력하는 것은 이미 준비된 편안함과 적극적인 수련으로 자기 수련의 목표를 이룰 수 있게 만든다. 이런 특별한 자발성이 바로 본인의 의도와 연결된다고 하는 것을 배워가고 있는 것이 된다.

이런 의도와 태도로 자기 수련을 하기 위해서 프로그램 설명과 함께 수련의 동의서를 받는다.

실습

마음챙김 건포도 먹기 명상의 지시문

마음챙김이란 지금 자기 자신이 하는 일에 대해 세세하게 판단하지 않고 지나치게 애쓰지 않은 채 깨어있는 상태를 지속하는 것을 말합니다. 마음챙김 능력은 직면하는 사물이나 사건에 대해서보다 예민하고 친밀하고 사려 깊게 주의를 모으는 것입니다. 이런 능력은 수련을 통해서 그 능력이 될 수 있습니다. 마음챙김 먹기는 바로 현재 먹거리에 대해 집중하여, 알아차림 하는 대표적인 수련입니다. 마음챙김 명상을 하기 위해, 지금 하고 있는 모든 일들을 일단 멈추고, 오직 먹는 일에만 주의를 집중하도록 준비하십시오.

먹기 명상의 한 예로써 건포도 먹기 명상을 이십여 분에 걸쳐 실습해 볼 것입니다. 우리는 먹기 명상 실습을 통해, 그 동안, 평소에, 음식을 얼마나 정신없이 황급하게 마구 먹어왔는가 하는 것을 알게 될 것입니다. 먹기를 비롯하여 일상생활 속에 흔한 동작들도 모두 알아차림 훈련의 대상이 될 수 있습니다.

넉넉한 마음을 갖고, 다음 지시문을 따라 건포도 먹기 명상을 시작해 보도록 보겠습니다. 건포도 서너 알을 손바닥 위에 올려놓습니다. 이 손바닥 위에 있는 건포도 알은 과거에 한 번도 본 적이 없고, 먹어본 적도 없는 아주 생소한 것입니다. (실제로 왜 그런것인지 설명 할 수도 있다.) 건포도에 대해 이미 가지고 있던 모든 편견을 내려놓고, 호기심을 갖고 모든 감각을 총동원하여 이 건포도를 바라보십시오. 이것은 무엇인가, 먹을 수 있는 것인가, 먹으면 어떤 맛과 어떤 냄새가 날까 등등 호기심을 갖고 살펴보십시오.

(잠시 후) 건포도 한 알을 손가락으로 집어 올린 후 손가락 사이에서 촉감을 느껴 보십시오. 건포도를 뒤집어도 보고, 가까이 또는 멀리 살펴도 보고, 불빛에 비춰도 보십시오. 불빛이 이 건포도를 통과합니까? 천천히 넉넉한 마음을 갖고 요리조리 살펴보십시오. 마음이 건포도를 살펴보는 일에 머물지 않고, 다른 상상에 빠져들거나, 지금 하고 있는 이 일이 시시하기 짝이 없는 부질없는 짓이라는 생각은 나지는 않습니까?

비록 마음이 건포도를 살피는 일로부터 다른 생각 속으로 빨려 들어가 버렸다 하더라도 실수나 잘못은 아닙니다. 지금 이 순간 내 마음이 상념에 빠져 들어 있다는 것을 알아차림하고 나서, 건포도 살피는 일로 조용히 되돌아오면 됩니다.

자 이번에는 건포도를 한 쪽 귀 가까이에 가져가 봅니다. 그리고 손가락으로 천천히 비벼 보십시오. 다른 쪽 귀에다 대고도 비벼 보십시오. 비비는 속도를 달리해서 비벼 보십시오. 지금 하고 있는 이 일에 마음이 머물고 있습니까? 비비면 무슨 소리가 납니까? 이 순간 마음속에서 일어나고 있는 생각과 판단에 대해 알아차림 해 보십시오. 생각이 일어났다는 것을 알아차렸을 때는, 부드럽게 그 생각을 내려놓고 건포도를 비빌 때 소리가 나는지 다시 마음을 집중하십시오.

마음속에서 실망감이나 이런 짓이 부질없는 짓이란 생각이 들지는 않습니까? 이런 느낌이나 생각이 드는 것은 지극히 자연스러운 것입니다. 자연스럽게 받아들이고 다시 건포도 쪽으로 마음을 돌립니다.

이번에는 건포도를 코 가까이 가져갑니다. 냄새를 맡아 보십시오. 어떤 냄새가 납니까? 지금 맡고 있는 독특한 그 냄새가 계속 지속됩니까? 처음 맡았던 그 냄새가 그대로 지속되지 않는다면 어떻게 바뀌어 갑니까? 그 냄새가 점점 약하게 사라져가는지 지켜보십시오. 오직 그 냄새의 변화와 함께 하십시오.

이제 건포도 알을 입 가까이 가져가십시오. 아직 입 속으로 넣지는 마십시오. 입 속에서 어떤 일이 일어나는지 잘 살펴보십시오. 침이 나옵니까? 나온다면 입 속의 어느 부분에 침이 가장 많이 고입니까? 혀가 움직이지 않습니까? 입 속에서 일어나고 있는 여러 가지 현상들을 주의 깊게 살펴봅니다.

자 이제 건포도를 입 안에 넣으십시오. 그러나 아직 씹지는 마십시오. 어떤 일이 일어나는지 살펴보십시오. 씹기 전에 혀끝으로 건포도를 살짝 건드려 보십시오. 느낌이 어떻습니까? 지금 하고 있는 이 일에 어떤 생각이나 이야기 또는 어떤 판단이 일어나는지 잘 살펴보십시오. 어떤 생각이나 판단을 하고 있다는 것을 알아차림 했다면, 그 생각이나 판단을 내려놓고 입 속의 건포도 주변에서 일어나고 있는 직접적 감각에만 마음을 집중합니다.

이제 건포도를 천천히 씹어 보십시오. 처음 건포도 알을 깨무는 순간을 느껴 봅니다.

맛이 어떻습니까? 달콤한가요? 아니면 새콤한가요? 약간 쓴맛이 나지는 않나요? 씹었을 때의 질감은 어떠한지요? 씹을수록 처음의 그 맛이 그대로 지속됩니까? 아니면 어떻게 변화되어 갑니까?

건포도가 입 안에서 어떻게 사라져 가는지도 잘 살펴보십시오.

삼킨 후에도 입 안에 건포도 맛이 남아있습니까? 맛이 남아있다면 입 속 어느 곳에 주로 많이 남아있습니까? 지금 입 안에 남아있는 미각들과 함께 편안하게 머무십시오. (잠깐의 시간을 준다)

자 이제 다시 새로운 건포도 알을 집으십시오. 이번에는 건포도를 바라보면서 이 건포도 알이 지금 바로 이곳에 오기까지의 상황들에 대해 잠깐 생각해 봅시다. 지나치게 깊은 분석을 하는 것은 아닙니다. 다만 이 건포도 알이, 땅 속에 있는 온갖 영양분과 물을 빨아들이고 하늘의 태양을 받고, 인간을 포함한 살아있는 모든 온갖 생명들의 보살핌과 수고의 산물로 지금 이곳에 왔다는 것을 알아차림 하십시오.

어느 나라, 어느 지방 어떤 포도밭의 어느 포도나무 위에서 이 포도 알이 여물고 익어서 수확된 후, 말려지고 포장된 후 시장으로 출하된 것을, 그 중에 하나를 사서 이곳으로 가져온 것 중에 한 알이 지금 당신의 손 위에 왔습니다. 지금 이곳에 와있는 이 건포도 알처럼 사소한 것을 포함하여 우리 주변의 모든 것들도 모두 당신과 연관을 맺고 있다는 것을 느껴 봅니다.

자 다시 건포도 쪽으로 주의를 돌립니다. 당신 손 안에 있는 바로 이 건포도 알은 당신이 과거에 본 적이 없으며, 과거 먹어보았던 것과는 같은 것이 아닙니다. 나는 이미 과거에 건포도를 많이 먹어 보았고 건포도에 대해 잘 알고 있다는 그런 생각이나 편견은 버리시오. 초심자의 마음으로 이 건포도알과 함께 바로 지금 여기에 머무십시오.

이 세상에 태어나 처음 건포도를 보았을 때 느꼈던 신선한 마음으로 이 건포도 알을 봅니다. 그리고 처음처럼 만져서 촉감을 느껴보고, 빛이 통하는지 살펴 보고, 소리가 나는지도 들어보고, 냄새도 맡아보고 씹어서 맛을 보고 삼켜도 봅니다. 이러한 하나하나의 경험으로부터 무언가 새로운 것을 알아차렸습니까?

세 번째 네 번째 건포도 알을 가지고도 계속 해 봅니다. 할 때마다 처음 하는 것처럼 초심자의 마음으로 순간순간에 머무십시오. 당신이 지금 먹고 있는 이 건포도 알과 직접적으로 관계가 없는 생각들, 이를테면 따분하다는 생각, 지루하다는 생각, 성급한 마음, 실망감, 의심 또는 그 밖의 어떤 다른 생각이나 감정의 상태가 나타나는지 잘 살펴보십시오. 이러한 잡다한 생각들이나 감정이 일어나고 있는 것을 알아차리더라도 스스로에게 너그러워지십시오. 마음이 건포도 먹기와는 다른 주제로 옮겨가 헤매고 있고 엉뚱한 이야기나 판단에 빨려 들어가 있고, 성급함이 일어나더라도 개의치 마십시오. 비록 그렇다 하더라도 그것은 잘못된 것이 아니라 자연스러운 일일뿐입니다.

지금 당신은 깨어있는 마음을 챙기는 중입니다. 지금 이곳에서 일어나는 일을 알아차림 하면 됩니다. 지금처럼 현재 이 순간에 깨어있는 연습을 거듭함으로써 알아차림 능력과 함께 수용과 인내심을 길러갈 수 있을 것입니다.

지도자가 알아야할 사항

이 훈련 후 자신이 체험한 것에 대해 토의한다. 건포도를 '배꼽'이라고 생각하게 하고, '상호 연결성'이라는 주제와 연결시키도록 한다. 건포도는 어디서 그냥 나온 게 아니다. 건포도는 자신의 성장에 필요한 영양분을 공급해준 어떤 무언가와 관련(연결)되어 있다. 건포도와 관련된 많은 것들을 생각 해 본다. 건포도 안에서 태양 빛, 구름, 비, 흙, 농부 그리고 트럭들의 모습이 보이는가?

● **참가자들의 반응** : 주로 반응들은 다양하지만 건포도 자체에 대한 것부터, 건포도의 모양, 소리, 냄새, 맛, 그리고 건포도를 음식으로서 소중함과 우리의 관계나 인연에 대한 것 까지 다양하다.

1. 맛이 없었다. 예전의그 맛이 아니다.
2. 대추맛이 났다. 비볐을 때, 소리가 난다는 것을 처음으로 알았다. 나를 볼 수 있었다.
3. 천천히, 더 늦게. 느끼면서 하고 있다. 너무 귀하게.
4. 침샘을 느꼈다.

건포도 먹기 실습 후의 실제 예

A 전 아직 명상할 준비가 안 되었나 봐요. 아이들에게 하면 정말 효과가 좋겠다는 그런 생각을 했네요. (웃음) 소리가 나는 줄은 처음 알았어요.

G 왜 그런 생각이 났어요? 아이들에게 하면 정말 좋겠다.

그런 생각을 하는 것은 자비죠! 판단하는 마음이잖아요. 좋은 생각인데, 날 비판한다. 좋은 것 있네! 애들을 해주면 좋겠네 하는 것이 좋은 건데 해석의 문제가 있다. 알아차리는 연습을 하면 됩니다.

D 건포도를 좋아하지 않는데, 흙 맛 같은 게 나요. 우리 아이도 좋아해요. 유전되나 보다.(웃음). 건포가 어디서 나서, 자라서, 말려서, 싸서(포장해서) 왔다고 하잖아요. 마찬가지로 직원을 만나는 것도 신비한 일이구나. 만날 줄 몰랐는데, 얼마나 또 많이 만날래나. 신비해요!

C 대개 맛있었어요.(모두 함께 웃음) 집중 잘 되었어요. 몇 번 왔다 갔다 하고- 잘 되었어요.

G 무슨 생각이 왔다 갔다 했어요?

B 건포도 소리가 이렇게 큰지 몰랐어요.

E 이렇게 모양이 다르다는 것을 처음 알았어요.

G 건포도 먹기 명상에서도 현재에 집중해라. 알아차리는 순간이 길어지면 된다. 내버려 두는 것이 중요하다. 내려놓고 수용하라

지도자가 알아야할 사항

호흡을 알아차리기

순간에서 순간으로 먹기 수련의 알아차림(보고, 씹어보고, 맛보고, 삼켜보고)을 호흡에서도 같은 방식으로 경험하는 것과 연결시킨다. 참가자들을 바닥에 눕게 하고, 숨을 들이마실 때 그리고 내뱉을 때 배꼽 근처의 배가 공기로 인해 부풀어 올랐다가 빠졌다가 하는 느낌에 집중하도록 한다.

건포도를 맛본 것과 같이 똑같은 방식으로 호흡을 마음 챙겨서 맛본다. 자기 자신의 호흡을 잘 살핀다. 그리고 파도타기를 하듯이 자연스럽게 호흡한다.

"파도타기" 개념은 순간에서 순간으로, 비판단적으로 그리고 마음이 방황할 때는 다시 호흡과 현재 순간으로 되돌리는 것이다. 이는 호흡을 바라보는 방법이기도 하고, 느끼기를 하는 방법이기도 하다. 그저 나를 파도에 나를 맡기듯이 호흡에 나를 맡기는 것이다.

호흡마음챙김 연습은 바디스캔 전에 실시하도록 한다. 따라서 등을 바닥에 대고 누워서 하다. 그러나 경우에 따라서는 의자에 편안하게 앉아서 할 수도 있다. 만약에 바닥에 앉아서 할 경우에는 등을 똑바로 펴고 앉아서 어깨의 힘을 뺀다.

그러고 나서는 눈을 감는 것이 편한 사람은 눈을 감는다. 눈을 감기가 불편한 사람은 본인의 코를 바라본다.

그런 후에 호흡에 주의를 기울인다. 천천히 호흡에 의식을 집중하고, 마치 호흡의 파도를 타듯이 숨을 들이쉬고 내쉬는 동안 의식을 호흡에 집중한다.

이제는 복부(배)에 주의를 집중한다. 숨을 들이쉬면 복부가 부드럽게 올라오고 내쉴 때는 내려가는 것을 느낀다. 필요하다면 한 손을 배 위에 올려놓고 연습을 해도 된다.

마음으로 다른 곳으로 방황하면 마음을 빼앗긴 것을 알아차리고 다시 배로 의식을 집중하여 숨이 들고남을 느낀다.

마음이 호흡에서 벗어나도 다시 돌아오면 된다.

마음챙김 호흡부터 바디스캔(몸 훑기)까지 사람들과 함께 자리에 누워서 실시한다.

실습

바디스캔(몸 훑기) 명상의 지시문

사람들과 함께
자리에 누워서
실시한다.

지금부터 조용하고 아늑한 곳에 눕거나 앉아서, 온 몸의 구석구석을 차례차례 샅샅이 살펴보는 바디스캔명상을 해볼 것입니다. 이 명상은 몸이 불편하여 장시간 앉아있기 힘든 분들에게 특히 유용한 명상입니다. 먼저, 자리에 편안하게 눕거나 안락의자에 편하게 앉습니다. 온 몸의 긴장을 풀고, 손바닥을 자연스럽게 펴서 천장 쪽으로 향하게 하고, 두 팔을 자연스럽게 벌려 몸통 옆에 가지런히 두십시오. 이 바디스캔명상의 특징은 신체에 일어나고 있는 감각을 알아차리고, 그 감각에 대해 평가나 해석 없이 그냥 있는 그대로 내려놓는 것입니다. 감각의 알아차림과 내려놓는 것이 핵심입니다. 준비가 되었으면 지금부터 바디스캔을 시작하겠습니다.

눈을 자연스럽게 감고, 호흡이 코를 통해 몸속으로 들어왔다가 몸 밖으로 빠져 나가는 것을 조용히 살펴봅니다. 호흡이 코 속으로 들어올 때에는 아랫배가 위로 솟아오르고 내쉴 때에는 아래로 내려가는가를 살펴보십시오. (인위적으로 할 필요는 없다.) 호흡하는 동안 자연스럽게 느껴지는 느낌을 잘 살펴봅니다. 느낌을 인위적으로 느끼려 하지 말고, 자연스럽게 느껴지는 대로 그대로 느끼십시오. 편안하게 호흡하면서 자연스럽게 느껴지는 신체의 느낌을 살펴봅니다. 몸이 느끼는 그대로, 더함도 덜함도 없이 자연스럽게 느낍니다. 호흡과 함께 온몸이 편안하게 이완될 것입니다.

그러나 이 명상은 잠에 빠지는 것이 아닙니다.

이제 천천히 왼쪽다리 방향으로 의식을 옮깁니다. 왼쪽다리의 허벅지에서부터 무릎, 종아리, 발목, 발등, 발바닥을 거쳐 발의 발가락까지 의식의 초점을 천천히 내려가게 합니다.

자, 이제부터는 왼쪽발의 발가락에 의식의 초점을 둡니다. 다섯 발가락에서 어떤 감각들이 느껴집니까? 느껴지는 감각들을 모두 알아차려 봅니다. 발가락에서 느껴지는 간지러움, 저림, 뻣뻣함, 찌르는 듯한 아픔, 띵한 아픔, 답답함, 시원함, 따뜻함, 서늘함, 축축함 등등 어떤 감각이든 느껴지는 대로 그대로 느낍니다. 공상이나 잡념이 생겨 발가락에 집중이 잘되지 않으면, 의식을 아랫배의 호흡으로 다시 돌리십시오. 호흡이 들어올 때에는 아랫배가 위로 솟아오르고, 호흡이 나갈 때에는 아랫배가 아래로 내려갑니다. 산란한 마음이 가셔지면, 다시 발가락으로 의식의 초점을 되돌립니다. 이번에는 호흡이 발가락을 통해 몸속으로 들어온 후, 발가락으로 호흡이 흘러나가도록 합니다. 발가락으로 호흡이 들어와 발가락으로 호흡이 나갑니다. 발가락으로 호흡이 들어올 때에는 에너지가 몸속으로 들어오고, 발가락으로 호흡이 나갈 때에는 긴장이 몸 밖으로 흘러나갑니다.

자, 이번에는 발바닥으로 주의를 옮기십시오. 발바닥 가운데 가장 깊숙한 곳에 의식의 초점을 두고, 이곳을 통해 호흡이 들어왔다가 이곳을 통해 호흡이 바깥으로 나갑니다. 이때, 발바닥의 여러 부위에서 느껴지는 감각들을 느껴보십시오. 발바닥에서 느껴지는 가려움, 무딤, 양말이나 공기와의 사이에서 느껴지는 촉촉함 등 지금 이 순간 발바닥에서 느껴지는 어떤 감각이라도 모두 느껴 보십시오. 발바닥에 대한 주의집중이 잘 안되고, 망상이나 잡념이 생기면, 아랫배 호흡으로 돌아가십시오. 아랫배의 의식을 집중하고 호흡이 들어올 때에는 아랫배가 위로 올라가고 호흡이 나갈 때에는 아랫배가 밑으로 내려갑니다. 산란한 마음이 가셨으면 다시 발바닥으로 의식의 초점을 잡으십시오. 의식의 초점을 발바닥 중심에 두고 이것을 통해 호흡이 들어오고, 이곳을 통해 호흡이 나가는 것을 바라봅니다. 발바닥에서 느껴지는 모든 감각을 알아차림 하십시오. 들어오는 호흡과 함께 에너지가 몸속으로 들어오고, 내쉬는 호흡과 함께 긴장이 사라져갑니다. 편안함과 이완감이 남는지 잘 느껴보십시오.

자, 이번에는 발목 쪽으로 옮겨갑니다. 먼저, 발목의 앞쪽부터 시작해서 오른쪽 방면으로 서서히 주위를 이동해가면서 이 부위들에서 느껴질 수 있는 모든 감각을 느껴보십시오. 발목의 한 부위, 한 부위로 의식을 옮겨가면서 그 부위를 통해 호흡이 들어오고 나가는 것을 느껴보십시오. 이때에도 들이키는 호흡과 함께 신선한 에너지가 몸속으로 들어오고, 내쉬는 호흡과 함께 긴장이 사라져가는 것을 느끼십시오.

이제 발목에서 장딴지 방향으로 옮겨가겠습니다. 장딴지 아랫부분에서 시작하여 무릎까지 천천히 서서히 주의의 초점을 옮겨가면서 느껴 수 있는 감각들을 다 느껴보십시오. 들이키는 호흡과 함께 생기가 들어오고 내쉬는 호흡과 함께 긴장과 통증이 함께 사라지는 것을 느껴보십시오.

이제 무릎의 관절부위로 올라와 이곳에서 느껴지는 온갖 감각, 즉 통각, 압각, 관절의 깊이, 차가움, 따뜻함을 느껴봅니다. 관절부위에서 느낄 수 있는 온갖 감각들을 모두 다 느껴봅니다. 내쉬는 호흡과 함께 아픔과 불편함이 사라져가는 것을 지켜보십시오.

이제는 다리의 제일 윗부분 허벅지로 주의를 옮겨가십시오. 허벅지 아래 부위로부터 시계방향으로 한 부위, 한 부위로 주의를 옮겨가면서 차츰차츰 엉덩이부위를 향해 의식을 옮겨갑니다. 허벅지부위에서 느껴지는 어떤 감각도 나타나는 그대로 알아차림 하십시오. 만약 통증이나 불편한 감각이 느껴지는 부위가 있다면 아픈 부위에서 내쉬는 호흡과 함께 불편함이 사라져가는 것을 지켜보십시오.

자, 이제는 숨을 들이쉴 때 발바닥의 중심을 통해 활기찬 에너지가 발목, 종아리, 무릎, 허벅지 거쳐 온 다리로 올라온 후 내쉬는 호흡을 통하여 허벅지, 종아리, 발목, 그리고 발바닥의 중심을 통해 몸밖에 나가는 것을 바라보십니다. 들이쉬는 호흡과 함께 활기찬 생명력이 몸속으로 들어오고, 내쉬는 호흡과 함께 불편함, 긴장감, 통증이 눈 녹듯이 사라져가는 것을 느껴봅니다. 왼쪽 다리 전체에 대한 알아차림이 끝났으면 이번에는 오른쪽 다리로 주의의 초점을 옮겨가십시오.

오른쪽 다리의 허벅지로부터 무릎, 종아리, 발목, 발등, 발바닥을 거쳐 오른쪽 발의 발가락에 의식을 모으십시오. 오른쪽 발의 발가락에서 느껴지는 모든 감각을 알아차림 하십시오. 간지러움, 저림, 뻣뻣함, 찌르는 듯한 아픔, 띵한 아픔, 답답함, 시원함, 따뜻함, 서늘함, 촉촉함 등등 그 어떤 감각이든 느껴지는 대로 그대로 느껴보십시오. 다섯 발가락에서 어떤 감각들이 느껴지십니까? 느껴지는 감각들을 모두 알아차림 하십시오. 느껴지는 대로 느껴보십시오. 공상이나 잡념이 생겨 발가락에 대한 집중이 잘 되지 않으면 의식을 아랫배의 호흡으로 다시 돌리십시오. 호흡이 들어올 때에는 아랫배가 위로 솟아오르고 호흡이 나갈 때에는 아랫배가 아래로 내려갑니다.

자, 산란한 마음이 가셔졌으면 다시 발가락으로 의식의 초점을 되돌리십시오. 이번에는 호흡이 발가락을 통해 몸속으로 들어온 후, 발가락으로 호흡이 흘러나갑니다. 발가락으로 호흡이 들어와 발가락으로 호흡이 나갑니다. 발가락으로 호흡이 들어올 때에는 에너지가 몸속으로 들어오고, 발가락으로 호흡이 나갈 때에는 긴장이 몸 바깥으로 흘러나간다고 느끼십시오.

자, 이번에는 주의를 발바닥으로 옮기십시오. 발바닥 가운데 가장 깊숙한 곳에 의식의 초점을 두십시오. 이곳을 통해 호흡이 들어왔다가 이곳을 통해 호흡이 바깥으로 나갑니다. 이때 발바닥의 여러 부위에서 느껴지는 감각들을 느껴보십시오. 발바닥에서 느껴지는 가려움, 무딤, 양말이나 신발과의 사이에서 느껴지는 접촉감 등 지금 이 순간 발바닥에서 느껴지는 어떤 감각이라도 모두 느껴보십시오.

발바닥에 대한 주의집중이 잘 안되고 공상이나 잡념이 생기면 아랫배 호흡으로 돌아가십시오. 아랫배에 의식을 집중하고 호흡이 들어올 때에는 아랫배가 위로 올라가고 호흡이 몸 밖으로 나갈 때에는 아랫배가 내려갑니다. 산란한 마음이 가셔졌으면 다시 발바닥의 중심부에 의식의 초점을 삼고 이곳을 통해 호흡이 들어오고 이곳을 통해 호흡이 나가는 것을 느껴봅니다. 느껴지는 발바닥의 모든 감각을 알아차림 하십시오. 들어오는 호흡과 함께 에너지가 몸속으로 들어오고, 내쉬는 호흡과 함께 긴장이 밖으로 사라져 갈 것입니다. 편안함과 이완감이 남는 것을 느껴보십시오.

자, 이번에는 발목 쪽으로 옮겨갑니다. 먼저 발목의 왼쪽부터 시작해서 오른쪽 방향으로 서서히 주의를 이동해가면서 이 부위들에서 느껴질 수 있는 모든 감각을 다 느껴보십시오. 발목의 한 부위, 한 부위로 의식을 옮겨가면서 그 부위들을 통해 호흡이 들어오고 나가는 것을 바라보십시오. 이때에도 들이키는 호흡과 함께 신선한 에너지가 몸속으로 들어오고 내쉬는 호흡과 함께 긴장이 사라져가는 것을 느껴보십시오.

자, 이제 발목에서 장딴지 방향으로 올라갑니다. 장딴지 아랫부분에서 시작하여 장딴지 윗부분으로 서서히 주의를 옮겨가면서 느껴질 수 있는 감각들을 다 느껴보십시오. 들이키는 호흡과 함께 생기가 들어오고 내쉬는 호흡과 함께 긴장과 통증이 사라져가는 것을 느껴보십시오.

이제 무릎의 관절부위로 올라와 이곳에서 느껴지는 온갖 감각, 통각, 압각, 관절의 깊이, 차가움, 따뜻함을 느껴보십시오. 관절부위에서 느낄 수 있는 온갖 감각들을 모두 다 느껴보십시오. 내쉬는 호흡과 함께 아픔과 불편함이 사라져가는 것을 지켜보십시오. 관절부위의 압각, 통각, 관절의 쑤심, 차가움, 따뜻함을 느껴보십시오. 들이키는 호흡과 함께 에너지가 몸속으로 들어오고 내쉬는 호흡과 함께 아픔과 불편함이 사라져가는 것을 지켜보십시오.

이제는 다리의 제일 윗부분 허벅지로 주의를 옮겨가십시오. 허벅지 아래 부위로부터 시작해서 한 부위 한 부위로 주의를 옮겨가면서 차츰차츰 엉덩이부위 쪽으로 향해 의식을 옮겨갑니다. 허벅지부위에서 느껴지는 어떤 감각도 나타나는 그대로 알아차림 하십시오. 통증이나 불편한 감각이 느껴지는 부위가 있다면 아픈 부위에서 내쉬는 호흡과 함께 불편함이 눈 녹듯이 사라져가는 것을 지켜보십시오.

자 이제는 숨을 들이쉴 때 발바닥의 중심을 통해 활기찬 에너지가 발목, 종아리, 무릎, 허벅지를 거쳐 온 다리로 올라온 후 내쉬는 호흡을 통하여 허벅지, 무릎, 종아리, 발목, 그리고 발바닥의 중심을 통해 차례로 나가는 것을 바라봅니다. 들이쉬는 호흡과 함께 활기찬 생명력이 몸속으로 들어오고 내쉬는 호흡과 함께 불편함, 긴장감, 통증 등이 눈 녹듯이 사라져가는 것을 느끼십시오.

자, 이제부터는 몸통의 제일 아랫부분의 골반으로 올라갑니다. 생식기 바로 위 골반에 의식의 초점을 두십시오. 골반의 오른쪽 방향으로 초점을 서서히 움직이면서 옆구리, 허리, 엉덩이, 방바닥과 접촉하고 있는 신체 부분의 감각이나 느낌을 알아차림 하십시오. 느껴지는 대로 느끼십시오. 어떤 신체부분에서 불편함이나 통증이 느껴지면 바로 그곳을 통해 숨을 들이쉬고 내쉬십시오. 들이쉴 때는 에너지가 몸속으로 들어오고 내쉴 때에는 통증이 나가도록 하십니다. 느껴지는 대로 느낄 뿐 느낌이 없어진다고 일부러 느끼려고 애쓰지는 마십시오. 무거움, 가벼움, 가려움, 욱신거림, 딱딱함, 차가움, 어떤 느낌이든지 지금 이 순간 느껴지는 것들을 모두 알아차림 하십시오.

이제는 배꼽을 중심으로 오른쪽 허리에서 왼쪽 허리로 따라 가십시오. 이 부위에서 느껴지는 감각들이나 느낌을 있는 그대로 알아차림 하십시오. 느껴지는 대로 느끼십시오. 어떤 느낌이든지 이 순간 느끼는 것들을 모두 알아차림 하십시오. 불편함이 느껴지는 것이 있으면 그것을 알아차림 하면서 그곳으로 숨을 들이마시고 그곳을 통해 숨을 내쉬십시오.

자, 이번에는 복부를 중심으로 옆구리, 등, 허리를 따라가십시오. 위, 간 등 이 복부부위에서 느껴지는 느낌이나 감각을 있는 그대로 알아차림 하십시오. 느껴지는 대로 느끼십시오. 온갖 감각들이 나타났다가는 변화되다가는 서서히 사라져 가는 것을 느끼십시오. 감각이 사라진 곳에 나타나는 편안함을 느끼시기 바랍니다. 온갖 감각들이 나타났다가 변화되어가다가 서서히 사라져가는 것을 느껴보십시오. 감각이 사라진 곳에 나타나는 편안함을 느껴 봅니다.

자, 이번에는 가슴부위를 중심으로 갈비뼈, 등뼈 쪽으로 따라가십시오. 서서히 대상을 옮겨가면서 느껴지는 각종 장기들의 감각을 주목하십시오. 심장과 폐에서 느껴졌던 불쾌한 감각들이 사라진 그 곳에 편안함이 나타나는지 느껴보십시오. 심장박동이 달라짐을 느껴보십시오. 느린 호흡과 함께 천천히 규칙적으로 뛰는 심장의 박동들을 느껴보십시오. 마음이 초조해지면 심장이 빨리 뛰고, 넉넉하게 느껴지면 심장이 느리게 뛰는 것에도 주목해보십시오. 편안함 속에 천천히 박동하는 심장을 느끼십시오. 심장이 한 번씩 박동할 때마다 생명의 에너지가 온몸으로 퍼져나감을 느끼십시오. 서서히 숨을 들이쉬고 서서히 숨을 내쉬면서 들이쉬는 숨과 함께 생명에너지가 몸속으로 들어오고 내쉬는 숨과 함께 편안함이 온몸에 퍼져나가는 것을 느끼십시오.

자, 이제부터는 두 팔의 주의를 모아봅시다. 두 팔을 따라 내려가 두 손의 손가락에 주의를 모으십시오. 두 손의 손가락에서 느껴지는 어떤 감각이든 모두 느껴보십시오. 저리는 느낌, 가려움, 욱신거림, 간지러움, 따스함, 차가움 등 어떤 느낌이든 모두 알아보십시오.

손바닥으로 주위의 초점을 모으십시오. 두 손바닥의 중심에 의식의 초점을 두고 이곳을 통해 호흡이 들고 남을 느끼십시오, 이때 손바닥에서 나타나는 온갖 감각들을 알아차림 하십시오. 손바닥의 중심을 통해 숨이 들어오면서 에너지가 몸속으로 들어오고 숨이 나가면서 긴장이 사라짐을 느끼십시오.

이번에는 손목으로 올라가 손목에서 느껴지는 감각들을 살펴보십시오. 맥박이 뛰는 것이 느껴지십니까? 맥박이 빠르게 뛰거나 또는 느리게 뜁니까? 손목의 맥박에 주의를 기울이십시오.

손목에서 팔로 주의를 옮겨가세요.

아래팔에서 느낌을 살펴본 후, 팔꿈치로 오십시오. 팔꿈치의 위 팔을 거쳐 어깨 쪽으로 올라오십시오. 팔뚝에서 어깨부위까지 느껴지는 모든 감각을 느낀 후, 손바닥 중심을 통해 호흡을 들이키고 어깨까지 기운이 올라오게 한 후, 손바닥 중심을 통해 호흡이 밖으로 빠져나가도록 하십시오.

자, 이번에는 어깨와 목으로 갑니다. 먼저 어깨의 피부나 어깨뼈 속 그리고 목 안이나 목뼈에서 느껴지는 모든 감각을 느끼십시오. 어깨의 뻐근함, 당김, 아픔, 가려움, 답답함, 편안함, 목마름 등등 지금 나타나고 있는 어깨와 목 부위의 모든 감각을 있는 그대로 느끼십시오. 불편함이 느껴지는 부위가 있으면 그곳을 통해 호흡하십시오. 들이쉴 때에는 생명력을 들이마시고 내쉴 때에는 불편함을 내려놓으십시오.

자, 이제는 얼굴부위로 옮겨갑니다. 먼저, 턱부터 시작해서 입까지 살펴보십시오. 간지러움, 딱딱함, 침의 고임, 입 속의 건조함, 목마름 등등 온갖 감각을 모두 느껴 봅니다.

이번에는 콧구멍, 콧등, 두 뺨, 그리고 눈 주위의 눈꺼풀, 양미간, 그리고 이마로 옮겨가세요. 얼굴부위의 불편감이 있다면 불편한 곳에 초점을 두고 호흡하십시오. 들이쉬는 호흡과 함께 생동하는 기운을 받아들이고, 내쉬는 호흡과 함께 불편함과 긴장을 내려놓으십시오. 내쉬는 호흡과 함께 편안함을 느끼면서 얼굴의 잔잔한 미소를 지어보십시오.

마지막으로 머리로 가십시오. 두피의 어떤 감각이 느껴지십니까? 가려움, 띵함, 무거움, 아픔 등등. 두피에서 느낄 수 있는 감각들을 모두 느껴보십시오. 두피에서 느껴질 수 있는 온갖 감각을 모두 다 체험해 보십시오.

자, 이제 모든 신체부위의 몸을 샅샅이 모두 살펴보았습니다.

이제 머리 정수리 부위의 작은 구멍이 있어 숨을 들이쉴 때 이 구멍을 통해 하늘의 기운이 몸속으로 들어온 후, 몸을 지나 내쉬는 호흡과 함께 발바닥의 중심을 통해 긴장감이 빠져나가도록 하십시오. 정수리에 있는 구멍을 통해 하늘 에너지가 몸 안으로 들어와 온 몸을 샅샅이 관통한 후, 내쉬는 숨과 함께 발바닥을 통해 나쁜 기운이 몸 밖으로 빠져나갑니다.

이번에는 들이쉬는 숨과 함께 발바닥을 통해 땅의 에너지가 몸 안으로 들어와 온 몸을 관통한 후, 내쉬는 숨과 함께 정수리를 통해 몸 밖으로 빠져나갑니다. 들이쉬는 호흡과 함께 땅의 에너지가 온 몸 안으로 들어와 온 몸을 관통한 후, 내쉬는 호흡과 함께 긴장감과 불편함이 몸 밖으로 빠져나갑니다.

온몸의 구석구석에서 느껴지는 각종 감각들을 알아차림 했습니다. 불편한 감각, 긴장된 감각, 모든 나쁜 감각들을 내쉬는 호흡과 함께 모두 내려놓았습니다. 충분한 이완감을 느끼면서 편안하게 호흡하십시오.

지도지가 알이야할 시항

충분한 시간 동안 이완한 후에 종을 쳐서 끝났다는 것을 알리고 천천히 일어나게 한다.
바디스캔의 참가자들과의 체험에 대한 토의로 끝마친다.
처음 실시하면 바디스캔 경우에 수면에 빠질 수 있다.

실재예 바디스캔 후에 :

A (지각을 해서)중간에 들어오긴 했는데요. 그냥 편안했어요. 누워서. 좀 바쁘게 이렇게 움직여야 되고. 그렇잖아요. 사회생활하려면 이런 24시간 중에 잠자는 시간 빼고, 잠깐 동안 이런 여유로움이랄까? 그런 것도 느껴봤구요. 내 몸을 내가 이렇게 세세하게 챙겨 주기도 상당히 어렵잖아요. 또 내가 눈에 감사할 줄도 모르고. 숨 쉬는 것 자체도, 호흡도 바라보기도 어려운데. 이런 경험이 내 몸한테 내가 참 오늘 잘 하고 있구나. 내 몸이 나에게 참 칭찬해줄 것 같다. 그런 생각이 들었어요.

B 내몸이 너무나 가벼워요.

C,D 잤어요(웃음)

E 어딜 갔다온거 같아요.

F 몸이 너무 무거웠어요.

G 계속 수련하면 다양한 경험을 하게된다.

그렇게 경함하면 된다.

homework 01

1주차 숙제

M i n d f u l n e s s - B a s e d   S t r e s s   R e d u c t i o n

마무리

누워서 호흡 바라보기를 한 후 1주차 숙제에 대해서 간단히 설명 한다.

숙제

- 바디스캔(몸 훑기) 주 6회 이상
- 워크북: 기쁜 일이 있었던 것을 달력에 체크– 매일 유쾌한 일이 있었던 것을 달력에 체크(이번 주), 하루에 한 번씩 기록. 하루 동안 어떤 한 순간을 포착 할 수 있도록 연습하라.
- "자동 조정"으로 가는 것에 마음을 챙기고 어떤 상황에서 일어나는지 마음 챙김하라.
- 무엇이 당신을 중심에서 벗어나게 하는가?
- 당신은 무엇을 가장 보기 싫어하는가?

① 9점 해보기
② 상류/하류 우화 읽기
③ 마음 챙겨서 한 끼 식사 해보기

● 9점 과제

4개의 직선을 사용하되 연필을 떼지 말고 한 번 그어진 선 위를 다시 지나가지 않고 아래의 9개점을 연결해보기.

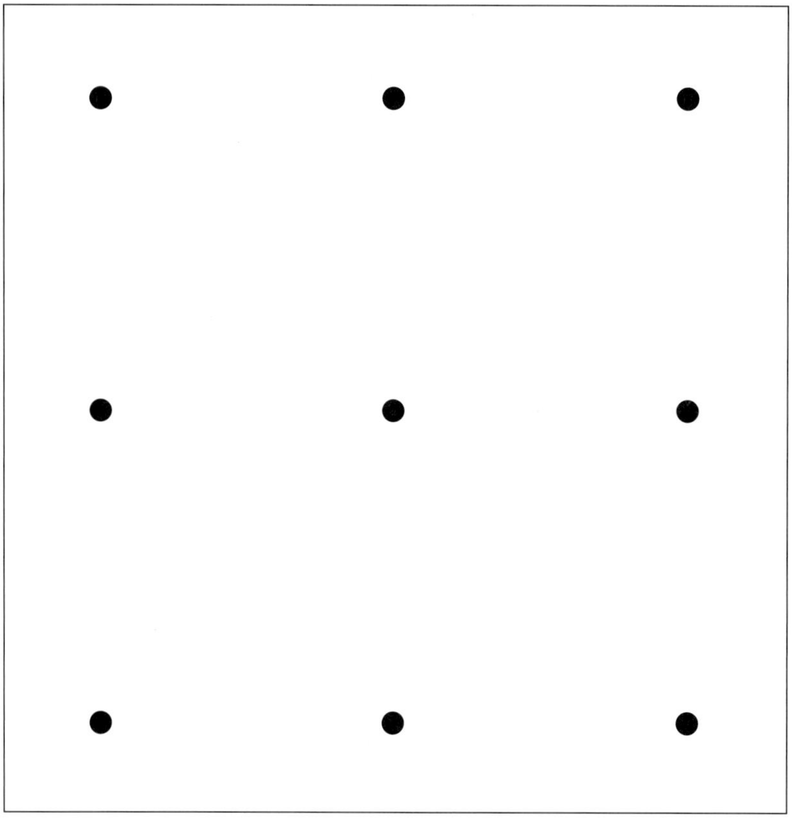

● 현대 우화: 상류와 하류

수 년 전에 있었던 이야기이다. 강 하류에 살고 있는 주민들이 첫 시신이 떠내려 온 것을 기억하였다. 몇 명의 노인들은 스파르타 사람들이 그런 종류의 일을 다루는 데 얼마나 능수능란한지를 기억한다. 그들은 가끔 이렇게 말한다. 그 강에서 10명을 구조하는데 엄청난 시간이 걸리지만, 구조했더라도 단 몇 사람만이 살아남는다고 하였다.

최근에 그 강에서 생기는 희생자 수가 급격히 늘었지만, 하류 사람들은 그 문제에 대해 잘 대처했다. 그들의 구조시스템은 단연 최고였다. 소용돌이에서 발견되는 사람들은 20분 이내에 도착한다. 대부분은 10분내에 도착하였다. 오직 소수의 사람들만이 구조대가 오기 전에 익사했다. 옛날 방식보다 엄청나게 개선된 것이었다.

하류 사람들에게 물어보면, 그들은 강가에 건축된 새 병원, 보자마자 대처할 준비가 되어 있는 구조함대, 필요한 모든 인력이 협력할 수 있는 포괄적인 건강계획, 그리고 거친 물살에서 희생자를 구조하기 위해서 자기의 생명을 내놓을 준비가 항상 되어 있는 고도로 훈련되고 헌신적인 많은 수영구조대에 대해서 자랑스럽게 이야기할 것이다. 물론 이 시스템을 유지 하기위해서는 많은 예산이 소요되는 것은 확실하다. 하류사람들은 사람이 위험한 상태에 처했을 때 필요한 것은 무엇이든지 제공하는 것 외엔 다른 도리가 없다고 말한다.

아, 몇몇 하류 사람들은 강의 상류에서 도대체 무슨 일이 일어나고 있는 것일까 라고 의문을 갖고 다시 생각하지만, 대부분의 사람들은 상류에 무슨 일이 일어나고 있는지에 대해서는 거의 관심이 없었다. 그 강에서 사람들을 돕는 데 할 일이 너무나 많아서 아무도 이 모든 구조된 사람들이 근원지에서 어떻게 빠졌는지 체크할 틈이 없는 것 같다. 사건은 가끔씩 이런 방식으로 존재한다.

In Donald Ardell. *High Level Wellness: An Alternative to Doctors, Drugs and Disease.*

memo

1주차	년 월 일 요일	이름 :	수련 일차

수련시간 : : – : (분)

수련형식 : 바디스캔 ☐ 먹기명상 ☐ 비공식 명상 ☐

1. 실습 동안 심리적으로 느낀 점을 기술하시오

2. 실습 동안 신체적으로 느낀 점을 기술하시오

3. 명상수련 도중 자신의 신체에 통증 부위가 있으면 ▩ 하십시오.

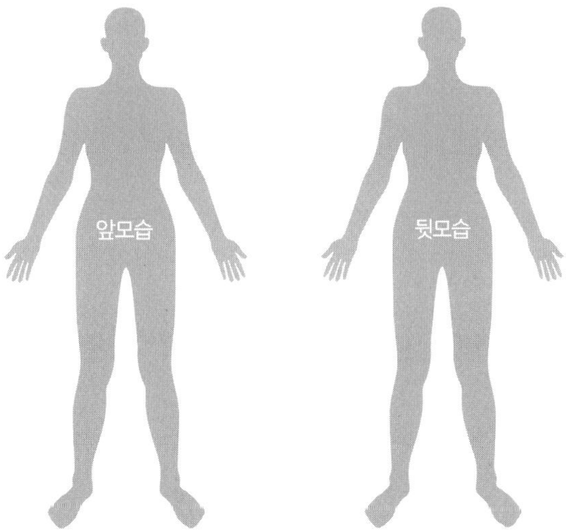

4. 질문이나 feedback 받고 싶은 내용을 기입하십시오.

● 즐거운 경험 일지

※ 하루 생활 가운데 어떤 유쾌한 사건이 발생되었을 때 이를 주목한 후 다음 사건 기록지에 비교적 상세하게 경험한 내용을 기입하시오.

a. 어떤 즐거운 사건을 경험하였나?

....

....

b. 사건이 일어나는 동안 즐거운 감정을 알아차렸는가?

....

....

c. 사건을 경험하는 동안 신체가 느낀 감각을 자세히 기록해 보라.

....

....

d. 사건이 일어나는 동안 느낀 기분, 느낌, 그리고 생각은 무엇이었는가?

....

....

e. 지금 이것을 쓰고 있는 당신의 현재 심정은?

....

....

....

....

....

....

1주차	년 월 일 요일	이름 :	수련 일차

수련시간 : : – : (분)
수련형식 : 바디스캔 □ 먹기명상 □ 비공식 명상 □

1. 실습 동안 심리적으로 느낀 점을 기술하시오

2. 실습 동안 신체적으로 느낀 점을 기술하시오

3. 명상수련 도중 자신의 신체에 통증 부위가 있으면 ▩ 하십시오.

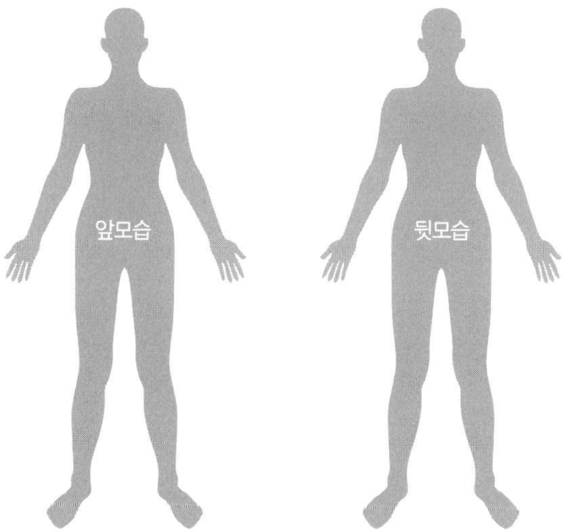

4. 질문이나 feedback 받고 싶은 내용을 기입하십시오.

● 즐거운 경험 일지

※ 하루 생활 가운데 어떤 유쾌한 사건이 발생되었을 때 이를 주목한 후 다음 사건 기록지에 비교적 상세하게 경험한 내용을 기입하시오.

a. 어떤 즐거운 사건을 경험하였나?

b. 사건이 일어나는 동안 즐거운 감정을 알아차렸는가?

c. 사건을 경험하는 동안 신체가 느낀 감각을 자세히 기록해 보라.

d. 사건이 일어나는 동안 느낀 기분, 느낌, 그리고 생각은 무엇이었는가?

e. 지금 이것을 쓰고 있는 당신의 현재 심정은?

1주차	년 월 일 요일	이름 :	수련 일차

수련시간 : : – : (분)

수련형식 : 바디스캔 ☐ 먹기명상 ☐ 비공식 명상 ☐

1. 실습 동안 심리적으로 느낀 점을 기술하시오

....

....

2. 실습 동안 신체적으로 느낀 점을 기술하시오

....

....

3. 명상수련 도중 자신의 신체에 통증 부위가 있으면 ▩ 하십시오.

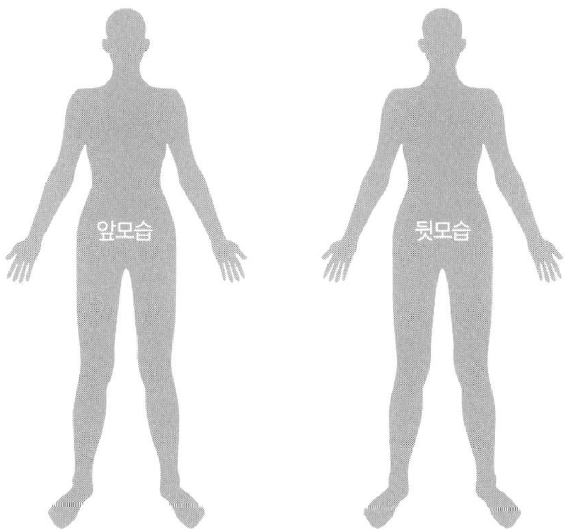

4. 질문이나 feedback 받고 싶은 내용을 기입하십시오.

....

....

● 즐거운 경험 일지

※ 하루 생활 가운데 어떤 유쾌한 사건이 발생되었을 때 이를 주목한 후 다음 사건 기록지에 비교적 상세하게 경험한 내용을 기입하시오.

a. 어떤 즐거운 사건을 경험하였나?

b. 사건이 일어나는 동안 즐거운 감정을 알아차렸는가?

c. 사건을 경험하는 동안 신체가 느낀 감각을 자세히 기록해 보라.

d. 사건이 일어나는 동안 느낀 기분, 느낌, 그리고 생각은 무엇이었는가?

e. 지금 이것을 쓰고 있는 당신의 현재 심정은?

1주차	년 월 일 요일	이름 :	수련 일차

수련시간 : : – : (분)

수련형식 : 바디스캔 □ 먹기명상 □ 비공식 명상 □

1. 실습 동안 심리적으로 느낀 점을 기술하시오

2. 실습 동안 신체적으로 느낀 점을 기술하시오

3. 명상수련 도중 자신의 신체에 통증 부위가 있으면 ▩ 하십시오

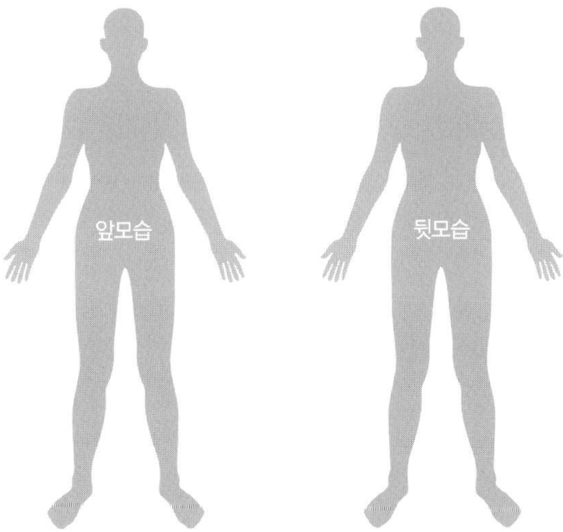

4. 질문이나 feedback 받고 싶은 내용을 기입하십시오.

● 즐거운 경험 일지

※ 하루 생활 가운데 어떤 유쾌한 사건이 발생되었을 때 이를 주목한 후 다음 사건 기록지에 비교적 상세하게 경험한 내용을 기입하시오.

a. 어떤 즐거운 사건을 경험하였나?

b. 사건이 일어나는 동안 즐거운 감정을 알아차렸는가?

c. 사건을 경험하는 동안 신체가 느낀 감각을 자세히 기록해 보라.

d. 사건이 일어나는 동안 느낀 기분, 느낌, 그리고 생각은 무엇이었는가?

e. 지금 이것을 쓰고 있는 당신의 현재 심정은?

1주차	년 월 일 요일	이름 :	수련 일차

수련시간 : : – : (분)

수련형식 : 바디스캔 ☐ 먹기명상 ☐ 비공식 명상 ☐

1. 실습 동안 심리적으로 느낀 점을 기술하시오

2. 실습 동안 신체적으로 느낀 점을 기술하시오

3. 명상수련 도중 자신의 신체에 통증 부위가 있으면 ▩ 하십시오.

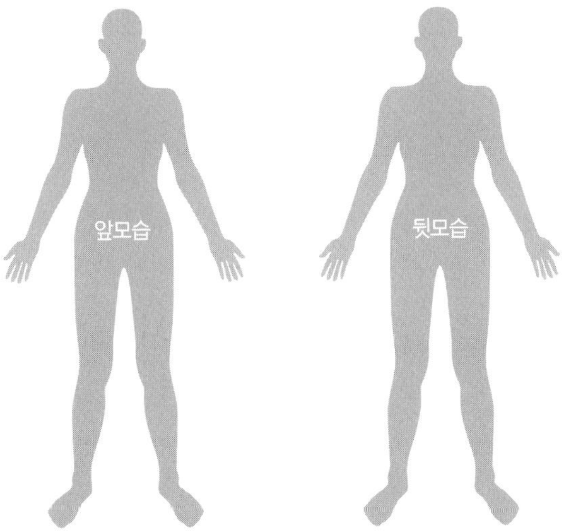

4. 질문이나 feedback 받고 싶은 내용을 기입하십시오.

● 즐거운 경험 일지

※ 하루 생활 가운데 어떤 유쾌한 사건이 발생되었을 때 이를 주목한 후 다음 사건 기록지에 비교적 상세하게 경험한 내용을 기입하시오.

a. 어떤 즐거운 사건을 경험하였나?

b. 사건이 일어나는 동안 즐거운 감정을 알아차렸는가?

c. 사건을 경험하는 동안 신체가 느낀 감각을 자세히 기록해 보라.

d. 사건이 일어나는 동안 느낀 기분, 느낌, 그리고 생각은 무엇이었는가?

e. 지금 이것을 쓰고 있는 당신의 현재 심정은?

1주차	년 월 일 요일	이름 :	수련 일차

수련시간 : : – : (분)
수련형식 : 바디스캔 ☐ 먹기명상 ☐ 비공식 명상 ☐

1. 실습 동안 심리적으로 느낀 점을 기술하시오

2. 실습 동안 신체적으로 느낀 점을 기술하시오

3. 명상수련 도중 자신이 신체에 통증 부위가 있으면 ▩ 하십시오.

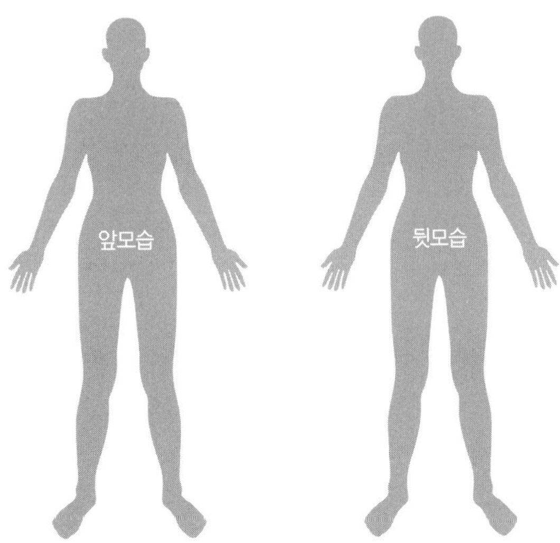

4. 질문이나 feedback 받고 싶은 내용을 기입하십시오.

● 즐거운 경험 일지

※ 하루 생활 가운데 어떤 유쾌한 사건이 발생되었을 때 이를 주목한 후 다음 사건 기록지에 비교적 상세하게 경험한 내용을 기입하시오.

a. 어떤 즐거운 사건을 경험하였나?

....

....

b. 사건이 일어나는 동안 즐거운 감정을 알아차렸는가?

....

....

c. 사건을 경험하는 동안 신체가 느낀 감각을 자세히 기록해 보라.

....

....

d. 사건이 일어나는 동안 느낀 기분, 느낌, 그리고 생각은 무엇이었는가?

....

....

e. 지금 이것을 쓰고 있는 당신의 현재 심정은?

....

....

....

....

....

....

1주차	년 월 일 요일	이름 :	수련 일차

수련시간 : : – : (분)
수련형식 : 바디스캔 ☐ 먹기명상 ☐ 비공식 명상 ☐

1. 실습 동안 심리적으로 느낀 점을 기술하시오

2. 실습 동안 신체적으로 느낀 점을 기술하시오

3. 명상수련 도중 자신의 신체에 통증 부위가 있으면 ▩ 하십시오.

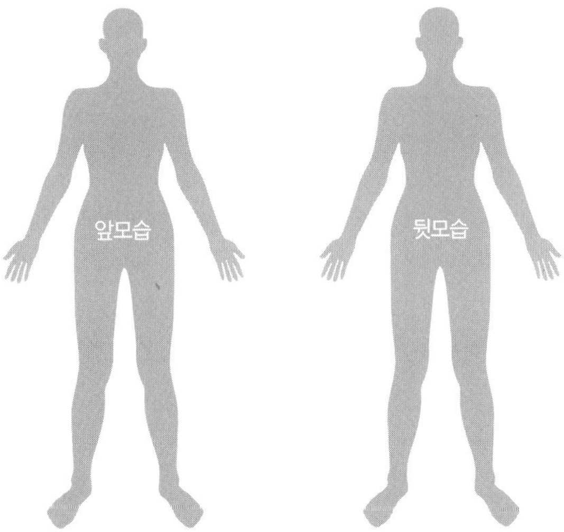

4. 질문이나 feedback 받고 싶은 내용을 기입하십시오.

● 즐거운 경험 일지

※ 하루 생활 가운데 어떤 유쾌한 사건이 발생되었을 때 이를 주목한 후 다음 사건 기록지에 비교적 상세하게 경험한 내용을 기입하시오.

a. 어떤 즐거운 사건을 경험하였나?

b. 사건이 일어나는 동안 즐거운 감정을 알아차렸는가?

c. 사건을 경험하는 동안 신체가 느낀 감각을 자세히 기록해 보라.

d. 사건이 일어나는 동안 느낀 기분, 느낌, 그리고 생각은 무엇이었는가?

e. 지금 이것을 쓰고 있는 당신의 현재 심정은?

Mindfulness-Based Stress Reduction

마음챙김에 기반한
스트레스 감소 프로그램(MBSR)
매뉴얼

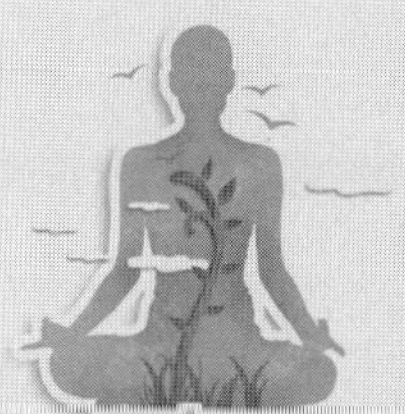

2주차 수업

몸과 함께 하기

준비물

지도자가 준비할 것들

소리를 내서 시작 끝을 알릴 수 있는 소리 나는 종이나 악기.

수련생들이 준비할 것들

편안한 복장, 누울 때나 앉아 있을 때 사용할 수 있는 매트나 방석을 준비한다.

노트

앞으로 어떻게 진행되는지 확인하는 날이다.
매주 전 주 숙제를 점검한 후에 새로운 명상을 소개한다.

어떻게 바디스캔을 할 시간을 만들 수 있었는지에 대해서도 이야기한다. 바디스캔 숙제를 경험한 문제점은 무엇이었으며, 어떤 장애물이 있었는지, 그 문제들을 어떻게 해결했는지 이야기 한다.
마지막으로, 바디스캔을 통해 자신에 대해서 무엇을 보고 배웠는지 이야기 한다.
순간 딴 생각을 하고 다시 집중하는 과정을 계속 반복하는 것에 대한 보편성을 참가자들에게 이해시키고 그러한 부분을 참가자들이 받아들일 수 있도록 한다. 사실, 딴 생각으로부터 다시 어떤 한 물체(목적)에 집중하는 것은 명상의 일부분이다. 나의 마음(정신)이 어디로 가는지, 무엇을 생각하는지도 명상의 한 부분이다. 또한, 참가자들에게 생각의 억제와 억압 그리고 특정한 것에만 생각을 해야 한다는 강박 관념에서 벗어나는 것이 중요하다고 강조한다.
잠자리에 드는 것과 비유해 보고, 참가자들에게 강요는 하지 않는다. (명상에 있어서) 어떤 새로운 곳에 가려고 할 때, 가장 좋은 방법은 그곳이 어디든지 가려고 노력하지 않는 것이다. 즉, 내려놓아라. 새로운 방식의 학습이다. 몸은 자기만의 언어와 지능이 있다. 비개념적이다.

Chapter 02

2주차 수업 : 몸과 함께 존재하기

지난주 나눔

C 지난주에 먹기명상을 했어요. TV도 없애고, 콩나물이 정말 맛있었어요 그리고 지난주에 배변도 너무나 잘 되었어요. (웃음). 정말 콩나물이 그렇게 맛이 있는 줄 몰랐어요. 그리고 좋은 일이 있었어요.

A,B 바니스캔을 하면 잠자는 거에요?

G 처음에는 그렇다. 나중에 연습을 많이 하면 깨어있게 된다.

주제 몸과 함께 존재하기

우리의 신체는 놀라운 존재이다. 걷고, 말하고, 먹어서 소화시켜서 생존하게하고, 생각하고, 사물을 만지고, 소리를 듣는 등 이루헤아릴 수가 없다. 이런 신체를 우리는 신체의 '경험'에 주의를 기울이지 않고 관심을 두지 않는다. 호흡에 주의를 두지 않고 당연하게 알고 소흘히 대하는 것처럼.

일반적으로 우리는 신체의 능력을 너무나 당연하게 여기고 귀히 여길 줄을 모른다. 신체가 고통을 당한 후에야 신체의 실질적인 능력을 알아차리고 우리가 상상하는 것보다도 얼마나 신체가 일을 잘 하고 있는지 알아차린다.

이제 우리는 자기의 신체에 관심을 갖고 단단하지 않고 인내심을 가지고 맨 처음 신체를 대했을 때 그런 신선함으로 호흡에 마음챙김하면서 신체의 감각들에 주의를 집중해볼 것이다. 이런 경험을 통해서 우리는 이 순간에 내 몸의 생명현상 자체와 이와 연관된 감각들에 주의를 기울여서 이번에는 다시 이 순간의 생명과 몸을 새롭게 만들고 더 생생하게 살아있게 할 수 있을 것이다.

지금까지 소홀했던 몸에 대해 주의를 기울이고 함께 한다는 것은 쉬운 일이 아니다. 그런 방법으로 나온 명상법을 바디스캔(Body scan)이라 한다. 신체와 접촉하기 위해서 자신의 신체를 관찰하는 가장 효과적인 방법이라고 할 수 있다. 이 방법은 호흡과 함께 하는 공식적인 명상법으로 주의집중과 유연성을 개발하는 데 효과적이라고 알려져 있다.

바디스캔을 하는 방법은 누워서 신체의 여러 부위에 지금 여기서 주의를 이동하면서 주의를 기울이는 신체 부위에서 어떤 느낌이 일어나는지 실제로 체험하고 그 느낌에 머무는 데 있다.

구체적인 지시는 앞장에서 실시한대로 왼쪽 발부터 시작해서 정수리까지 한다. 그러고 나서는 정수리에서 들어온 호흡을 온 몸으로 내려서 발끝으로 내려 보내고, 다시 발바닥으로 호흡을 들여 마셔서 머리 정수리로 내뿜어서 마무리한다.

몸 훑기(바디스캔)는 지금 현재 주의를 기울이고 있는 그곳에서 어떤 느낌이 일어나고 있는가를 실재로 체험하고 그 느낌에 머무는 것이 중요하다. 주의를 집중하고 있는 각 신체부위에 초점을 두고 몇 차례 호흡을 하고 난 다음 다른 부위로 주의를 옮겨간다.

호흡과 함께 하는 바디스캔은 모든 명상의 기초가 된다. 명상을 하는 사람들은 이 방법을 통해서 일정 시간 동안 주의를 유지하는 것을 배우고, 주의 집중력, 평안함과 마음챙김 하는 것을 배운다. 의식과 신체에 대한 감각을 새롭게 연결시켜 주므로 연습을 거듭할수록 지금까지 느끼지 못했던 감각들을 느낄 수 있게 될 것이다.

바디스캔은 누워서 실시한다. 이는 앉아서 하는 것보다 쉽고, 깊은 이완상태를 찾기 위해서이다. 몸이 이완되면 더 안정되는 느낌이 있다. 그리고 신체에 대한 감수성을 키울 수 있으며 순간순간에 대한 알아차림도 높아진다.

바디스캔을 하다보면 자신의 몸이 늘 같지 않다는 것을 경험하게 된다. 자신의 몸은 항상 변하고 감각도 변한다는 것을 알 수 있다. 물론 지시도 들을 때마다 다르게 느껴진다.

● 바디스캔의 문제들

처음 시작할 때 누워서 시작하면 이완상태에 들어가서 수면에 빠지는 경우가 있다. 이는 연습을 하면 극복되기도 하고 편안하게 앉아서 할 수도 있다.

또 하나의 문제는 감각을 느끼지 못하는 경우이다. 이는 다른 통증 때문일 수도 있지만 아무런 감각이 없을 수 있다. 통증이 문제가 된다 하더라도 통증이라는 메시지의 중요성을 받아들이고 훈련하면 극복이 된다. 그리고 감각이 없다면 감각을 느끼지 못한다고 하는 체험을 한 것이다. 이는 좋고 나쁜 것이 아니다. 그 순간에 그런 경험을 한 것이다. 그대로 바라보고 받아들이고 다시 다른 곳으로 의식의 초점을 옮기면 된다. 일부러 느끼려고 노력할 필요는 없다. 기본적으로 바디스캔은 애쓰지 않는 것(non-striving)의 덕목이 중요한 수련이다.

● 바디스캔의 덕목들

바디스캔은 애쓰지 않고, 어떤 현상, 즉 정화 작용 같은 것이 자연스럽게 나타날 수 있다. 이렇게 연습을 거듭하면서 자연스럽게 몸의 전체성을 회복할 수도 있다. 이런 전체성의 느낌은 문제가 있던 없던 경험되는 것이다.

그리고 바디스캔을 할 때마다 흘려갈 것은 흘러가게 내버려 둔다(letting go). 일부러 놓아주거나 정화가 일어나도록 애쓰지 않는다. 이렇게 놓아 준다는 것은 현재를 있는 그대로 수용한다는 것이다.

존재하기 방식(ways of being)으로서 애쓰지 않고 수용한다는 것은 세속적인 성공과 실패라는 기준에 얽매이지 않고 새로운 방식으로 사물을 보고 느끼는 것을 말한다. 성공과 실패라는 것을 초월해서 사물을 있는 그대로 매순간 받아들이고 경험하는 것이 명상이다.

따라서 억지로 무엇을 얻으려 하거나 이루려고 하지 않고, 이완하려고도 하지 않는다. 바디스캔은 신체와 함께, 바로 지금 존재하는 하나의 방식이며 전체로 존재하는 하나의 방식이다.

지도자가 알아야할 사항

바닥에서 참가자들과 함께 지시하는 바디스캔(몸 훑기) 실시 : 30~45분

작은 그룹에서 시작해서 큰 그룹으로 오늘 체험한 바디스캔에 대해 토의한다.

주제 지각과 창의적(창조적)인 반응

당신이 사물들을 어떻게 보는가(또는 보지 않는가)는 어떻게 당신이 그것들에 반응을 할 것인가를 큰 면에서 결정할 것이다. 이것은 참가자들이 프로그램에서 그들의 참여를 어떻게 보는가와 연결되어 있다. 그들이 그들의 삶에서 고통과 질병 그리고 스트레스와 압력들을 어떻게 보는가, 그리고 프로그램에서 그들이 하는 의사소통의 수준과 프로그램이 요구하는 개인적인 훈련에서 그들이 개입하는 수준이 어느 정도인지와 연결되어 있다. 스트레스 반동성과 급성 스트레스로부터의 회복을 연결시켜라. 그리고 '스트레스 그 자체가 문제가 아니라, 당신이 그 스트레스를 어떻게 다루냐에 달렸다'라는 원리를 스트레스가 당신의 마음과 신체에 끼치는 장·단기적 영향에 대해서도 서로 연결시킬 수 있도록 한다.

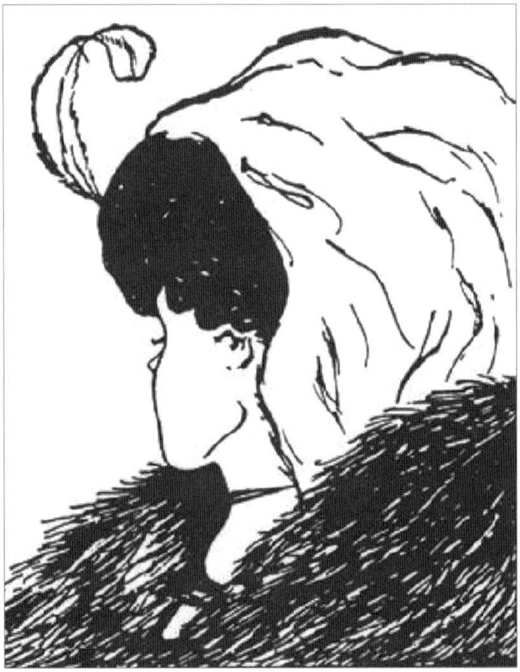

젊은 여인 – 늙은 여인

지도자가 알아야할 사항

숙제에 대해 토의한다 : 9점과 문제 확인하는 인식의 장을 문제 해결로 확장시키는 주제.

늙은 여인/젊은 여인 "trompe L'oeil" 기법을 사용하여 보이고 안보이고의 차이를 이해시키도록 한다. '아하!' 통찰의 경험. 건강관리시스템과 예방에 대한 역할을 상류/하류 이야기를 가지고 개인적인 책임을 연결시킨다. 워크북의 다른 부분도 연결시킨다.

지도자가 알아야할 사항

호흡의 중요성 : 호흡은 집중하는 데 있어 가장 주요한 부분이라는 것에 대한 지각과 함께 호흡(정좌) 명상의 소개.

주제 호흡의 중요성(호흡의 힘)

모든 생명체는 호흡을 한다. 호흡을 통해서 외부의 환경과 상호작용을 한다.
우리의 몸은 매 순간 세포가 사라지고 다시 재생된다고 한다. 이런 교환은 호흡을 통해서 이루어진다. 한 번 호흡으로 들이쉬면서 외부의 산소를 받아들이고, 내쉬면서 몸 속의 이산화탄소를 배출한다.

호흡은 또 심장과도 관련이 깊다. 심장을 통해서 들어온 산소를 온몸으로 전달한다.

우리는 태어나면서 첫 울음을 통해서 호흡을 시작한다. 이 호흡은 죽을 때까지 같이 가는 친구이고 생명의 은인이다. 이 호흡은 우리가 의식을 하든 하지 않든 계속된다. 그러나 이 호흡이 명상에서는 아주 중요한 동반자이면서 교사가 된다. 나를 도와주는 원동력이다.

이 호흡은 불수의적으로 계속되지만 명상을 통해서 수의적으로 의식하고 수련할 수 있다. 호흡을 의식만 해도 우리는 또 다른 통찰을 얻게 된다. 호흡에 주의를 기울이는 순간 우리는 지금 바로 여기로 올 수 있다. 단지 호흡에 주의를 기울이고 우리 몸과 마음에서 무엇이 일어나는지 지켜보기만 하면 된다. 이처럼 명상 수련에서는 호흡에 주의를 기울이는 것이 가장 쉽고도 효과적인 방법이 된다.

호흡에 주의를 준다는 것은 말 그대로 호흡에 주의를 기울이는 것이다. 호흡에 대해서 생각하거나 억지로 무엇을 하는 것이 아니다. 호흡을 억지로 통제하는 것이 아니다.

호흡에 주의를 주어서 마음의 동요가 가라앉고 이완과 안정을 찾는다. 이렇게 안정을 찾으면 세상을 보는 눈은 변한다. 들숨을 끝까지, 날숨을 끝까지, 한 호흡 한 호흡 전 과정에 주의를 유지하여 몸의 느낌에 더욱 주의를 기울인다.

호흡에 마음챙김하는 것이 명상 수련에서 핵심이 된다. 앞으로 프로그램에서 전개되는 모든 명상에서 호흡에 마음챙김할 것이다.

비공식 명상에서도, 즉 일상에서도 알아차림을 지속적으로 하는 것이 중요하다. 그렇게 잘 수행이 되면 그동안 잊고 있었던, 나에게 없어서는 안 될 생명의 은인(호흡)을 다시 찾아서, 앞으로 삶에서 영원한 동반자로서 좋은 유대관계를 맺게 될 것이다.

실습

(호흡) 정좌 명상의 지시문

지난 번에 누워서 실시한 호흡 명상을 앉아서 하는 것이 정좌명상이라고 소개하고 다시 한 번 지시를 해 준다.

호흡 명상은 공식 명상으로 하루 한 번씩 조용한 장소에서 편안한 마음으로 실시합니다. 명상에 앞서 산만하게 하거나 방해받을 수 있는 주변 조건들을 제거합니다.

마음챙김 명상이란 현재 이 순간에 마음을 머물게 한 채, 판단하지 않고, 인내심을 가지고, 초심자의 마음으로, 나를 믿고, 지나치게 애쓰지 않고, 수용하고, 내려놓는다는 마음챙김 명상의 7가지 핵심 태도로 마음을 챙겨나가는 것입니다.

두려움이나 불안을 없애려 하거나, 욕심을 없애겠다거나 무언가를 억지로 없애고 바꾸려고 하거나, 무엇을 이루려고 애쓰는 것이 아닙니다. 그냥 자신의 마음이 움직이는 것을 바라보고만 있으면 됩니다.

자 이제 호흡 명상수련을 시작하겠습니다. 편안하게 바닥에 앉아서 하거나, 등받이가 있는 의자에 앉아서 할 수도 있습니다. 상황에 따라 편리한 대로 합니다.

바닥에 앉아서 하는 경우에는 방석을 엉덩이 밑에 깔고 양반다리자세를 취하여 앉아서 할 수도 있고 가부좌 자세나 반가부좌 자세로 앉아서 할 수도 있습니다. 어떤 자세를 취하거나 자유입니다. 엉덩이를 바닥에 붙이고 편안하게 앉아서 하면 됩니다. 자세에 지나치게 신경 쓰지 마십시오.

바닥에 앉아서 하는 경우에는 두 무릎이 바닥에 붙으면 이상적입니다. 허리와 머리를 꼿꼿이 세운 채 편안하게 앉아 있기 위해서는 엉덩이 밑에 깔방석의 높이를 조절하는 게 좋습니다. 방석을 접어 엉덩이 밑에 깔고 두 무릎은 바닥에 붙인 채 하면 편안해질 것입니다.

준비가 되었으면 허리와 머리를 똑바로 세워 위엄 있고, 편안한 자세를 유지할 수 있도록 합니다. 의자에 앉아서 하는 경우에는 등을 등받이에 기대지 않고, 등을 똑바로 세워서 해야 도움이 됩니다. 두 다리를 어깨넓이 정도로 벌리고 발바닥은 바닥에 편안히 놓고 합니다.

명상할 자세가 갖추어졌으면 두 눈을 부드럽게 감거나 앞의 일,이 미터 거리를 보는 정도로 가볍게 눈을 뜨셔도 됩니다.

자, 이제 명상에 들어갑니다. 먼저 엉덩이가 닿아 있는 바닥에서 느껴지는 촉감이나 압박감 그리고 그밖에 앉아 있으면서 느낄 수 있는 어떤 종류의 감각이라도 있는 그대로 느껴봅니다.

처음 2~3분 동안은 이러한 감각들을 느끼는 데 마음을 집중합니다..(2~3분 지남)

이번에는 호흡으로 주의를 옮기십시오. 숨을 들이쉬고 내쉴 때 아랫배에서 느껴지는 신체감각에 의식을 집중하십시오. 누워서 처음 연습할 때처럼 한 손을 아랫배 위에 얹어놓고, 숨을 들이쉴 때 손이 위로 올라가고 내쉴 때는 아래로 내려가는지를 잘 살펴봅니다. 하복부의 움직임과 감각에 마음을 모을 수 있게 되면 손을 뗀 후 계속 하여 하복부의 움직임과 감각에 마음의 눈으로 챙겨나갑니다.

한번 숨을 들이킬 때 아랫배가 부드럽게 부풀어 오르고, 숨을 내쉴 때는 부드럽게 줄어드는가를 계속하여 살펴봅니다.(2~3분)

훈련이 잘 되어 가면 호흡이 코로 들어와 아랫배까지 진행되어가는 전 과정 동안 느껴지는 신체감각의 변화를 느끼십시오..... 이번에는 호흡이 아랫배로부터 코를 통해 바깥으로 나가는 전 과정 동안 느껴지는 신체감각의 변화도 느끼십시오.

그러나 숨 쉬는 것을 어떤 식으로든 통제하려고 하지 않습니다. 자연스럽게 숨 쉴 수 있도록 그냥 두십시오. 가능한 한 다른 경험들도 자연스럽게 느낄 수 있게 그냥 둡니다. 이상적인 숨쉬기 방법이 따로 있는 것도 아니고, 특별하게 도달해야 할 이상적 상태가 따로 있는 것도 아닙니다. 가능한 스스로 느껴지는 자연스런 경험에 충실합니다.

얼마 지나지 않아 당신의 마음이 호흡에서 떨어져 나와 바깥으로 방황을 시작할 것입니다. 온갖 종류의 생각과 계획과 같은 것에 마음이 끌려가 방황하게 될 것입니다. 이런 마음의 동요는 지극히 자연스러운 것이며, 모든 사람이 똑같이 느끼는 것입니다. 이것은 잘못도 실패도 아닙니다. 안심하십시오.

마음이 호흡에 머물러 있지 않고 다른 생각에 가 있다는 것을 알아차리면 다른 곳에 가 있는 마음을 조용히 붙잡아 호흡 쪽으로 되돌아오면 됩니다. 의식을 호흡 쪽으로 되돌려 놓고서는 조금 전처럼 호흡이 들어오고 쉬고 나가고 할 때 느껴지는 신체 감각들에 마음을 챙기십시오.

마음을 호흡으로 돌려놓아도 마음은 금방 다른 바깥 대상으로 옮겨갑니다. 이런 마음의 동요는 끝없이 되풀이됩니다. 이렇게 부단하게 움직이는 마음이 우리들 마음의 모습입니다. 마음이 다른 곳으로 옮겨가 움직이고 있다는 것을 알아차리는 순간 이런 마음의 동요는 지극히 자연스런 현상이라 여기고 아랫배 호흡으로 의식의 초점을 돌려 숨이 들어오고 쉬고 나가고 하는 동안 느껴지는 신체 감각들에만 마음 챙겨 나가십시오.

아무리 애를 써 봐도 마음은 또 다시, 또 다시 계속하여 밖으로 달아납니다. 마음의 성질이 원래 그렇기 때문에 붙잡아 매어두려고 애쓸 필요가 없습니다. 이런 마음의 방황이 나에게 인내심을 길러주고, 내 생각의 다양성과 호기심의 내용을 알려주기 때문에 오히려 다행스런 일이라고 여기고 계속하여 마음을 붙잡아 호흡자리로 되돌아가도록 합니다.

하루 중 어느 때라도 원하시는 시간에 호흡명상을 하십시오. 버스나 지하철을 타는 동안이나, 10분 정도의 쉬는 시간이나, 짬이 날 때는 언제나 있는 그곳에서 바로(Now) 아랫배(Here)로 마음을 챙겨(Awake) 호흡하십시오.

호흡명상 후의 나눔

G 그전에 많이 해봤죠?

C 네. 저는 그동안 애써서 했는데 편안하게 하라니까 편안하네요. 저는 많이 끄달려서 수식관을 해요. 숨을 들이마시고, 20번 하나 둘, 수를 쉬어요.

G 설명을 좀 해보세요.

C 호흡을 들이쉬고 멈춰서 스물을 세고 내쉬어요. 숨을 참고. 하나 둘, 셋, 그렇게 세는 것이예요.

G 그렇게 해도 괜찮아요?

C **가 개발한 것이에요. 소리도 내서 하는 것은 소리명상이라고 그래요. 그런데 숫자를 세는 데 끄달려 있었죠. 예를 들면서 (자세하게 설명) 정력이 좋아실려고 쉬하고, (웃음) 소리가 몸에 반응을 한대요. 그리고 다섯 가지가 있어요.

G 좋아지셨어요? 내 몸이 좋아져야. 숫자를 세더라도 다섯부터 시작해서 점점 늘려서 하면 몰라도, 한꺼번에 스물까지 세려면 힘들지요.

C **는 80까지 세요. 그분은 나이가 72세인데 얼굴 피부가 50대에요. 되게 건강하시더라고. (웃음)

G 그래서 흉내내고 있어요?

A '숨을 오래 멈추면 수명이 길다.'라는 얘기는 들었어요. 해녀들이 오래 산다고. 오래 살고, 건강하고 오래 살면 좋긴 하지요. (웃음)

G 건강해야죠. 너무 호흡 사체에 매달리면 병이 될 수 있죠. 그것도 스트레스가 될 수 있죠.

C 대개 호흡을 할 때 대부분 숫자 세라고, 수식관하라고 해요. 숨 들이마시고, 숫자 세죠. 내쉬고.

G 초심자 입장에서 대개 불편하겠다. 이 프로그램은 세속적이니까 자세도 편안하게, 자세부터 편하게. 이상적이고 도 닦고 그런 것은 아닙니다. 강박적으로 하면 안 됩니다. 너무 흩뜨려져 있으면 필요할 수도 있다. 그렇지만, 알아서 하겠다고 온 사람들이다. 자청해서 온 사람들이다. 이미 준비가 되어 있어서 억지로 시킬 필요가 없다, 안 된다. 몸에 맞으면 다행이지만.

C 전 오래 못해요. (웃음) 숫자세다가 짜증나요. (웃음)

G 내가 좋다고 남에게 강요할 수 없잖아요. 호흡은 자연스러운 현상이다. 자신의 방법을 강요해서는 안 된다. 내 몸에 맞는 것을 해야 한다. 그런 경험이 나쁜 것은 아니다. 찾아가는 길목이라 생각합니다.

C 마음은 왔다 갔다 하는데요.

A 잘못 가는 것은 아니구나.

G 굉장히 친절해요.

A 머리 끝에 창문을 만들어서 거기에서 빛이 들어온다고 하는 것도 있어요. 그것이 안 보이면 잘못하고 있는 것은 아닌가? 어떡하지?

G 그건 또 뭐에요?

A 머리 끝에 네모난 창문이 있다고 생각하고 거기에서 빛이 들어온다고 그냥 그렇다고

C 자비명상에서도 물을 부어요. 가상으로 물을 부어요.

A 아 자극을 느끼라고?

C 그래서 물을 부어요. 잘 내려가면 스트레스가 없는 거에요. 전 어깨에서 안 내려가요. (웃음) 불안해서 그렇대요. 걷기 명상 많이 하라고, 어떤 사람은 피가 흘러 내리고, 분석해서 경험에서 이야기를 해주는데 신기해요. 점쟁이 같애요. 경험이 하도 많아서. 경험에 의해서 말해주

는 것 같아요.

G 맞대요?

C 재미있었어요. 일반적인 이야기도 하는데, 물이 내려가야 말이지. 어떤 사람은 잘 내려가고, 어떤 사람은 하얀 빛 우유 빛깔. 수행센터가 있어서...

G 안 간 데가 없네요.

C (병) 날려고.

D 여기서 풀려고 왔나 봐요.

A 정말로 부어서 해보면 어떻게 어떨까? 냇가에서 해보고...

C 가상으로 하는 것... 다른 사람은 다 되는데 나는 안 내려가서...

A 멘트대로 집중이 잘 안 되거든요. 해보면 다른 생각이 들어갈 때가 있어요. 그러면 다시 하고, 다시 하고, 안심이 되고, 그런 거구나, 잘못 가지는 않고 남들도 그렇구나, 안심하면서 다시. 그래도 오늘 했던 다시 생각이 들어와요. 오늘 어땠고, 내일. 또 다른 생각이 들어오고, 그러다가 다시 호흡하다가, 내일은 어떻게 하지? 이미지 명상처럼 그렇게 하면 좋을 것 같애. 다짐도 한 번씩 해보고, 무념무상은 안 되네요. 명상이 아무 생각이 없어야 한다고 고정관념이 박혀서... 편안하게 했어요.

G 무념무상하라고 안 했는데요. (모두 웃음)

B 처음에는 집중하다가 결국은 오른쪽이 안 좋거든요 일을 많이 해서 어깨 충돌 증후군, 통증이 계속 있는데, 아픈 데 꽂혀서... 틀어진 것도 같구요.

G 치료는 받았어요?

B 그냥 따뜻한 방에서 순환되게 해요. 아까 오른팔 올리라고 아프거든

요. 일을 많이 하면 못 올리고 덜 하면 올라가요. (본인이 살고 있는 곳을 자세히 설명)

A 풀 엄청나요.

B 시골에서 사니까. 시골 살면 그전에 일을 많이 해서, 노동을 많이 해서 10년 동안 쌓인 것이 쉬니까 이제 나타나서…

G 다음 시간부터는 일찍 와서 지금 배운 호흡 명상을 하고 계셔요. 이제는 시간 시작과 끝에 호흡 명상을 할 것입니다. 다음 주는 하타 요가를 할 겁니다.

homework 02

2주차 숙제

마무리

지도자의 지시로 짧은 정좌 명상(10~15분 정도) 후, 2주차 숙제에 대해서 설명하고 알려준다.

숙제

공식명상

- 바디스캔(몸 훑기) 주 6회 이상
- 호흡 명상 : 하루 10~15분

비공식명상

- 워크북 : 기쁜 일이 있었던 것을 달력에 체크 – 매일
- 마음챙김 일상 활동 : 양치질 할 때, 설거지 할 때, 샤워 할 때, 쓰레기 버릴 때, 쇼핑할 때, 아이들에게 책 읽어 줄 때, 식사 할 때 등등.

memo

2주차	년 월 일 요일	이름 :	수련 일차

수련시간 : : – : (분)

수련형식 : 바디스캔 □ 먹기명상 □ 호흡명상 □ 마음챙김 활동 :

1. 실습 동안 심리적으로 느낀 점을 기술하시오

2. 실습 동안 신체적으로 느낀 점을 기술하시오

3. 명상수련 도중 자신의 신체에 통증 부위가 있으면 ▩ 하십시오.

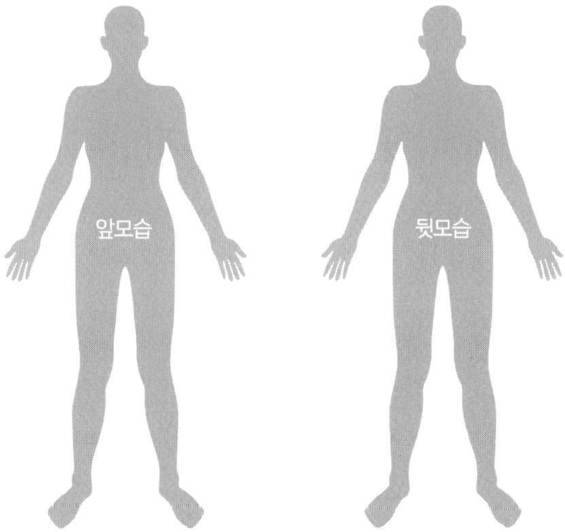

4. 질문이나 feedback 받고 싶은 내용을 기입하십시오.

● 즐거운 경험 일지

※ 하루 생활 가운데 어떤 유쾌한 사건이 발생되었을 때 이를 주목한 후 다음 사건 기록지에 비교적 상세하게 경험한 내용을 기입하시오.

a. 어떤 즐거운 사건을 경험하였나?

b. 사건이 일어나는 동안 즐거운 감정을 알아차렸는가?

c. 사건을 경험하는 동안 신체가 느낀 감각을 자세히 기록해 보라.

d. 사건이 일어나는 동안 느낀 기분, 느낌, 그리고 생각은 무엇이었는가?

e. 지금 이것을 쓰고 있는 당신의 현재 심정은?

2주차	년 월 일 요일	이름 :	수련 일차

수련시간 : : – : (분)

수련형식 : 바디스캔 □ 먹기명상 □ 호흡명상 □ 마음챙김 활동 :

1. 실습 동안 심리적으로 느낀 점을 기술하시오

2. 실습 동안 신체적으로 느낀 점을 기술하시오

3. 명상수련 도중 자신의 신체에 통증 부위가 있으면 ▩ 하십시오.

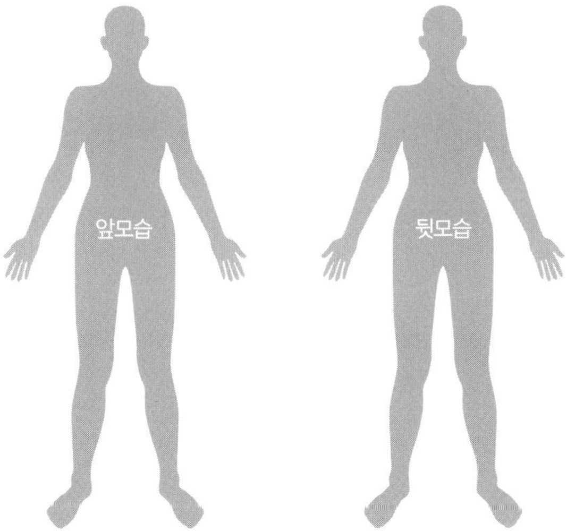

4. 질문이나 feedback 받고 싶은 내용을 기입하십시오.

● 즐거운 경험 일지

※ 하루 생활 가운데 어떤 유쾌한 사건이 발생되었을 때 이를 주목한 후 다음 사건 기록지에 비교적 상세하게 경험한 내용을 기입하시오.

a. 어떤 즐거운 사건을 경험하였나?

b. 사건이 일어나는 동안 즐거운 감정을 알아차렸는가?

c. 사건을 경험하는 동안 신체가 느낀 감각을 자세히 기록해 보라.

d. 사건이 일어나는 동안 느낀 기분, 느낌, 그리고 생각은 무엇이었는가?

e. 지금 이것을 쓰고 있는 당신의 현재 심정은?

2주차	년 월 일 요일	이름 :	수련 일차

수련시간 : : – : (분)

수련형식 : 바디스캔 □ 먹기명상 □ 호흡명상 □ 마음챙김 활동 :

1. 실습 동안 심리적으로 느낀 점을 기술하시오

2. 실습 동안 신체적으로 느낀 점을 기술하시오

3. 명상수련 도중 자신의 신체에 통증 부위가 있으면 ▩ 하십시오.

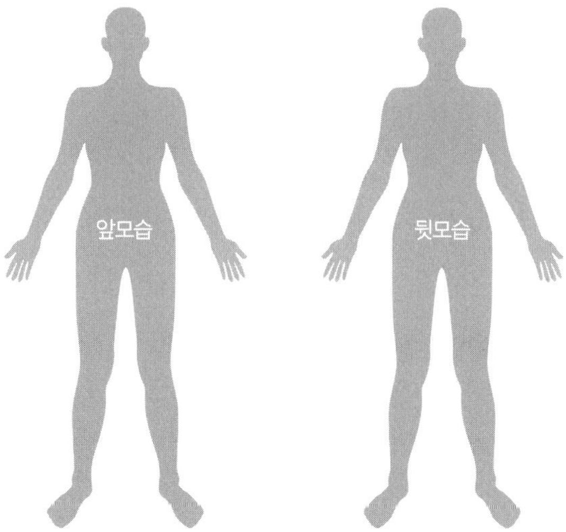

4. 질문이나 feedback 받고 싶은 내용을 기입하십시오.

● 즐거운 경험 일지

※ 하루 생활 가운데 어떤 유쾌한 사건이 발생되었을 때 이를 주목한 후 다음 사건 기록지에 비교적 상세하게 경험한 내용을 기입하시오.

a. 어떤 즐거운 사건을 경험하였나?

b. 사건이 일어나는 동안 즐거운 감정을 알아차렸는가?

c. 사건을 경험하는 동안 신체가 느낀 감각을 자세히 기록해 보라.

d. 사건이 일어나는 동안 느낀 기분, 느낌, 그리고 생각은 무엇이었는가?

e. 지금 이것을 쓰고 있는 당신의 현재 심정은?

2주차	년 월 일 요일	이름 :	수련 일차

수련시간 : : – : (분)

수련형식 : 바디스캔 ☐ 먹기명상 ☐ 호흡명상 ☐ 마음챙김 활동 :

1. 실습 동안 심리적으로 느낀 점을 기술하시오

2. 실습 동안 신체적으로 느낀 점을 기술하시오

3. 명상수련 도중 자신의 신체에 통증 부위가 있으면 ▩ 하십시오.

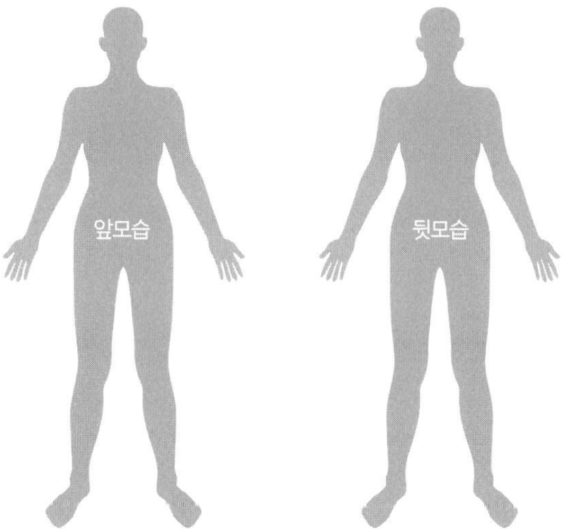

4. 질문이나 feedback 받고 싶은 내용을 기입하십시오.

● 즐거운 경험 일지

※ 하루 생활 가운데 어떤 유쾌한 사건이 발생되었을 때 이를 주목한 후 다음 사건 기록지에 비교적 상세하게 경험한 내용을 기입하시오.

a. 어떤 즐거운 사건을 경험하였나?

....

....

b. 사건이 일어나는 동안 즐거운 감정을 알아차렸는가?

....

....

c. 사건을 경험하는 동안 신체가 느낀 감각을 자세히 기록해 보라.

....

....

d. 사건이 일어나는 동안 느낀 기분, 느낌, 그리고 생각은 무엇이었는가?

....

....

e. 지금 이것을 쓰고 있는 당신의 현재 심정은?

....

....

....

....

....

....

2주차	년 월 일 요일	이름 :	수련 일차

수련시간 : : – : (분)
수련형식 : 바디스캔 ☐ 먹기명상 ☐ 호흡명상 ☐ 마음챙김 활동 :

1. 실습 동안 심리적으로 느낀 점을 기술하시오

2. 실습 동안 신체적으로 느낀 점을 기술하시오

3. 명상수련 도중 자신의 신체에 통증 부위가 있으면 ▩ 하십시오.

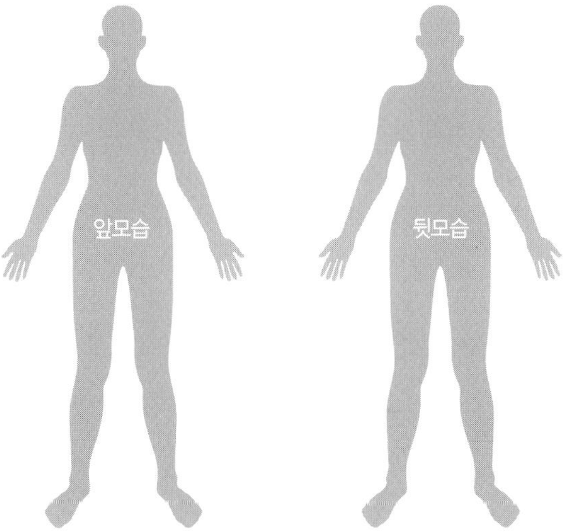

4. 질문이나 feedback 받고 싶은 내용을 기입하십시오.

● 즐거운 경험 일지

※ 하루 생활 가운데 어떤 유쾌한 사건이 발생되었을 때 이를 주목한 후 다음 사건 기록지에 비교적 상세하게 경험한 내용을 기입하시오.

a. 어떤 즐거운 사건을 경험하였나?

....

....

b. 사건이 일어나는 동안 즐거운 감정을 알아차렸는가?

....

....

c. 사건을 경험하는 동안 신체가 느낀 감각을 자세히 기록해 보라.

....

....

d. 사건이 일어나는 동안 느낀 기분, 느낌, 그리고 생각은 무엇이었는가?

....

....

e. 지금 이것을 쓰고 있는 당신의 현재 심정은?

....

....

....

....

....

....

2주차	년 월 일 요일	이름 :	수련 일차

수련시간 : : – : (분)
수련형식 : 바디스캔 □ 먹기명상 □ 호흡명상 □ 마음챙김 활동 :

1. 실습 동안 심리적으로 느낀 점을 기술하시오

2. 실습 동안 신체적으로 느낀 점을 기술하시오

3. 명상수련 도중 자신의 신체에 통증 부위가 있으면 ▩ 하십시오.

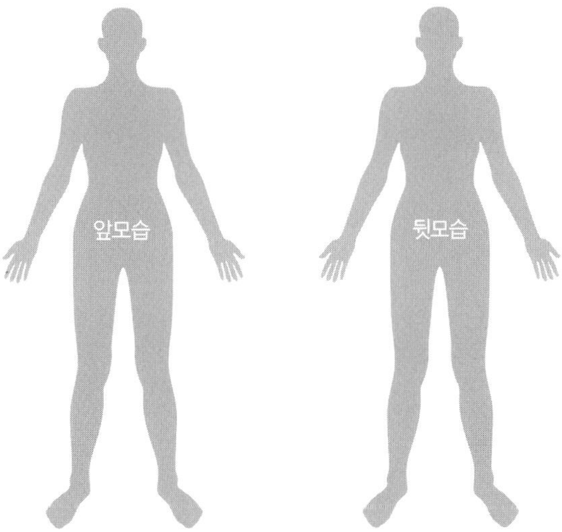

4. 질문이나 feedback 받고 싶은 내용을 기입하십시오.

● 즐거운 경험 일지

※ 하루 생활 가운데 어떤 유쾌한 사건이 발생되었을 때 이를 주목한 후 다음 사건 기록지에 비교적 상세하게 경험한 내용을 기입하시오.

a. 어떤 즐거운 사건을 경험하였나?

b. 사건이 일어나는 동안 즐거운 감정을 알아차렸는가?

c. 사건을 경험하는 동안 신체가 느낀 감각을 자세히 기록해 보라.

d. 사건이 일어나는 동안 느낀 기분, 느낌, 그리고 생각은 무엇이었는가?

e. 지금 이것을 쓰고 있는 당신의 현재 심정은?

2주차	년 월 일 요일	이름 :	수련 일차

수련시간 : : – : (분)
수련형식 : 바디스캔 □ 먹기명상 □ 호흡명상 □ 마음챙김 활동 :

1. 실습 동안 심리적으로 느낀 점을 기술하시오

2. 실습 동안 신체적으로 느낀 점을 기술하시오

3. 명상수련 도중 자신의 신체에 통증 부위가 있으면 ▩ 하십시오.

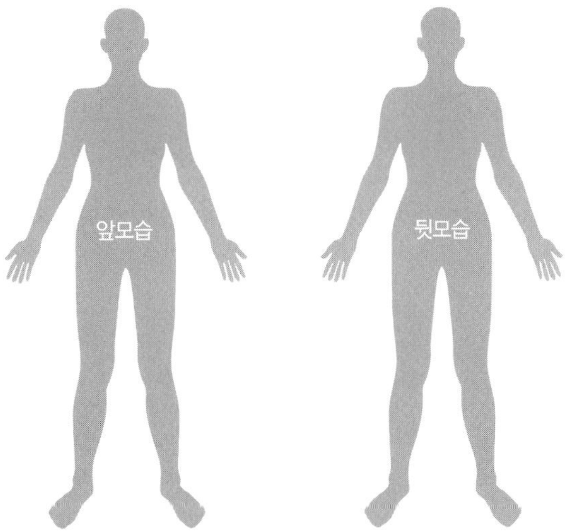

4. 질문이나 feedback 받고 싶은 내용을 기입하십시오.

● 즐거운 경험 일지

※ 하루 생활 가운데 어떤 유쾌한 사건이 발생되었을 때 이를 주목한 후 다음 사건 기록지에 비교적 상세하게 경험한 내용을 기입하시오.

a. 어떤 즐거운 사건을 경험하였나?

b. 사건이 일어나는 동안 즐거운 감정을 알아차렸는가?

c. 사건을 경험하는 동안 신체가 느낀 감각을 자세히 기록해 보라.

d. 사건이 일어나는 동안 느낀 기분, 느낌, 그리고 생각은 무엇이었는가?

e. 지금 이것을 쓰고 있는 당신의 현재 심정은?

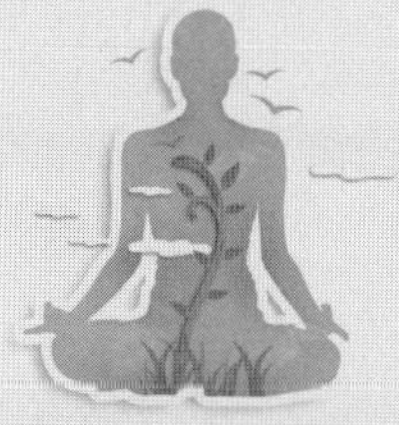

3주차 수업

요가(현재라는 순간의 기쁨)

준비물

지도자가 준비할 것들

소리를 내서 시작 끝을 알릴 수 있는 소리 나는 종이나 악기.

수련생들이 준비할 것들

편안한 복장, 누울 때나 앉아 있을 때 사용할 수 있는 매트나 방석을 준비한다.

요가CD 준비

노트

기쁜 일이 있을 때마다 달력에 체크한 것을 검토함과 동시에 정신/육체의 연결, 패턴, 그리고 자신에 대해서 무엇을 관찰하고 배웠는지도 체크한다. 이러한 것들을 바디스캔을 통해 행복한 경험과 연관시킬 수 있는지 본다.

Chapter 03

3주차 수업 : 요가(현재라는 순간의 기쁨)

Mindfulness-Based Stress Reduction

지난주 나눔

C 어머니를 돌볼 요양사 할머님이 오셨다. 되게 좋아해요. 되게 싹싹하고, 곱상하시더라고요.

G 좋은 일이 많구만. 굉장히 큰 사건이다. 해석의 문제이다. (예를 들어서 설명함)

C 습관인 것 같아요. 대수롭지 않게 생각하는 것 같아요.

G 자기에게 부당한 것 같다.

C 그렇게 살았던 것 같아요.

G 어머니 돌보는 것도 혼자서 전부 감당하고, 기본적으로 뭔가 ... 잘 될 것 같다고 하니까 잘 되겠지만. 사실 엄청 노력해야 하잖아요. 관습을 버리는 것은 어려워요. 무서워서...불안해하고...

C 알아요. 무슨 이야기인줄 알아요. 친구에게도 많이 들었죠. 그런갑다만 하는 거죠. 그런갑다만 하는 거지, 분석적으로? 논리적으로? 가닥이 안 잡히니까. 그런가보다고만.

B 유쾌한 사건이 매일 매일 조금씩 있었는데요. 그날그날 적지는 못 했구요. 바빠서 바디스캔도 저도 계속 시간이 없어서인지 씻고 하다가 계속 자고, 계속 자구요. 한 번은 하다가 자다가 중간에 깨서 여기서 했던 통째 느낌이 있었고, 오늘 아침 딱 한번 있었어요.

G 한 번 하고 나니까 어때요?

B 처음으로 완전히 했다. 누워있으니까 좋고, 다친 것도 생각나고, 뻐근

하고. 누워있으니까 좋고…

G 기본적으로 자각을 하고 계신다. 더 잘 하셔라. 집중적으로 바디스캔을 해보시고, 적어보세요. 오른쪽이 많이 아프시니까.

B 아파도 계속 오른손을 쓰고 있더라구요.

G 의도적으로 왼손으로도 해보고, 잘 보세요. 실험적으로 자꾸 해보세요, 바디스캔을.

B 누워있으면 좋으니까. 일할 때는 모르고, 오른손잡이니까 습관이죠. 일할 때는 모르고요. 일하다가 중간 중간에 어떤 방향에서만 통증이 올 때가 있어요. 아프다고 그러고 하다가. 호흡 명상은 앉아서 한 적은 없고, 바쁘고 마음이 안정이 안 되어서 안 되니까. 일을 하면서 해보려고만 했어요. 못하니까.

G 중간에 멈춤도 중요하다.

B 중간 중간

A 저도 화요일 끝나고, 수요일 바디스캔 주로 저녁에는 비몽사몽간에 그냥 취하니까, 아침에 하니까 기분이 꽉 좋았다가 어느새 졸고 있더라구요. 잠에 들어간다라는 느낌이 와서, 벌떡 일어나서, 잠깐 명상하고 밥하러 바로 주방으로 가고.

G 앉아서 해봐라. 바디스캔 자세를 꼭 누워서 하는 것만은 아니예요.

A 누워 있다 보니까 다리 하나가 턱 오고, 다리가 걸쳐지고. 굉장히 방해를 받아요. 그래서 조용하면 잠이 들고……

G 나와서 밖으로 와서 해봐라. 침실에서 나와서. 좀 일찍 일어나서 해라.

A 유쾌한 사건은 게을러서 제대로 못썼어요. 연휴 동안 산에 갔는데, 산에 갔는데, 눈에 안구건조가 있긴 하는데, 앞이 잘 안보일 정도로 심

한 적은 없었거든요. 눈이 따끔거리고 어느 한 순간에 그전 같으면 뭐하러 이렇게 아픈데 여기까지 왔을까? 그랬을 건데, 그런데 어느 순간에, 이 정도도 보이니까 그래도 감사하다. 그렇게 전환을 했어요. 이것도 안 보이면 산에도 못갈 텐데. 시야를 좁혀서 갔었어요. 남편 것 선글라스도 빌려서 써보고, 생각이 막 들어오고, 나보다 눈이 나쁜 사람도 있을 거야. 그래도 나는 올 수 있어서 감사하다. 그러면서 눈물을 흘리면서 올라갔어요. 그 다음날은 다른 코스로 왔는데, 딸과 좀 그래요. 고 3이라 부딪치거든요. 그래서 내가 딸에게 산에 갈까? 싫어. 그래도 같이 가면 저녁도 맛있는 거도 먹을 텐데. 그랬더니 흔쾌히 그래. 굉장히 오랜만에 투정도 부리고 감정교류도 하면서 올라갔었어요. 그게 참 좋았고, 큰 뜻으로 준비를 해서 가자 가자가 아니라. 갑자기 일어난 일이지만 그래서 다음부터 많이 가야지 그랬을 텐데 그래도 몇 번이라도 가고 싶다. 그전 같으면 많이 가자 그랬을 텐데...

G 선글라스 안 끼세요?

C 저는 그전에 선글라스가 눈을 보호한다고 알고 있고, 멋 내는 것이라고 생각했는데. 주위에 멋쟁이 안경을 많이 써서 그런 걸 쓰고 싶어서 못했어요.

B 자외선에서 햇빛에 변하는 렌즈 있어요.

A 아 그런 것도 있어요?

B 선글라스는 멋내기 위한... 이 안경 위에 남편 선글라스 끼고 갔어요. 주위에서 멋쟁이 안경을 쓰니까 그런 생각하다가 못 했어요

G 다 좋은 일이 많았네요. 변화가 많이 왔어요. 마음의 여유가 생길 거에요. 다행입니다요.

B 바디스캔할 때요. 집에서는 괜찮은데 여기서 할 때는 긴장을 해서인지 뭐가 걸려서 기침이 나와요.

G 이완되어서 침이 나와서 걸린 것은 아닐까요? 혹시? 뭐가 걸렸다는 것이.

B 긴장을 해서 그런 것 아니에요?

G 보통 때 잘 하시니까 보세요.

C 먹기 명상을 자주 해!

B 정말 지난주에는 먹기 명상을 할 시간이 없었어요. 맛을 느낄 틈이 없구나! 막 퍼 넣드라구요. 그러고 있구나.

G 그러면 어떻게 하나. 한 번이라도 먹기 명상을 하고서 먹으면 어떠나?

C 대부분의 사람이 그렇지.

A 전 딱 좋아요. 원래 천천히 먹고 전 딱 좋아요. 빨리 먹으면 체해요. 저는 천천히 먹어요. 밥도 씹으면서 더 천천히 씹게 되고, 음식의 맛이 더 많이 느껴지고, 나 명상하고 있는 거야. 오히려 더 천천히 씹어지고, 옛날에는 속도 상하고, 지금은 도 닦는거야(웃음). 의미를 주게 되니까 음식도 더 맛을 본다. 밥도 씹으면서 더 천천히 씹더라구요. 현미 맛, 흑미, 오히려 더 천천히 씹어요. 옛날에는 손해 보는 것 같고 속상했어요. 그런데 지금은 밥도 줄고, 의미도 부여하니까 좋아요.(웃음)

주제

지금 우리가 살아가는 이 순간에는 기쁨과 힘이 있다. 삶을 살아가기 위해서는 우리에게 오직 순간만이 있을 뿐이다. 우리는 행복한 순간들을 많이 놓치고 있다는 것을 지각해야 하는데, 오직 불행한 것들에만 초점을 맞추고 있는지도 모른다. 또한 어떤 것도 원하지 말고, 그저 당신이 현재 가지고 있는 것에 감사해라. 또한, 위기와 고통 대신에 당신은 행복한 순간들을 가질 수 있다. 바디스캔에 집중하고, 요가를 할 때, 정신과 신체를 훈련할 수 있도록 집중한다.

호흡과 몸과 함께 하면서 이제 행위(doing)에서 존재(being)로 모드가 바뀌면서 사람들은 자신의 전체성을 느끼고 존재의 고향으로 돌아옴을 느낀다.

신체를 돌보는 제 1단계가 '몸과 함께 존재하기'이다. 즉, 자신의 호흡과 자신의 몸이 느끼는 감각에 주의를 집중하는 것이 가장 실제적인 방법이다. 이렇게 신체의 여러 부위를 체계적으로 점검하고 신체의 소리에 귀기울일 수 있고, 신체를 이완시켜서 신체를 활성화시키는 데 좋은 방법이다. 자신의 신체에 대한 친근감과 자신감을 신장시켜주는 적절한 방법인 것이다.

신체를 기본적으로 돌보고 신체의 소리에 주의를 하는 것은 질병의 예방과 질병이나 부상으로부터의 회복에도 중요하다. 이런 자신의 몸과 함께 존재하기의 또 하나의 방법은 하타 요가이다.

하타 요가는 신체가 여러 가지 자세를 취할 때에 일어나는 호흡과 감각에 매 순간 마음을 챙기면서 천천히 몸을 펴거나 힘을 주는 움직임을 하는 것이다.

규칙적으로 요가를 하면 이완감을 얻을 수 있고, 골격근의 힘이나 유연성이 증가한다.

요가수련도 정좌명상이나 바디스캔처럼 억지로 하는 것이 아니다. 몸을 현재 느끼는 그대로 받아들이도록 한다. 자세를 하면서 한계만큼만 하도록 한다.

요가를 하는 동안 자신의 신체에서 나오는 신호를 의식적으로 읽어야 한다. 몸의 메시지에 주의를 집중하여 잘 들어야한다. 나의 몸의 메시지를 들을 수 있는 사람은 나밖에 없다. 자신의 한계를 아는 사람도 나밖에 없다. 한계를 탐색하고 점차 넓혀나간다. 그러나 애쓰지 않고 이루어나간다.

요가는 부드럽다는 특징이 있다. 규칙적으로 하면 사용하지 않던 근육을 사용하여 근 위축을 막을 수 있다. 요가는 어디에서도 할 수 있다. 어떤 상태에서도 할 수 있다. 호흡을 하면서도 할 수 있고, 하고 싶은 동작을 하면 된다.

요가는 전신의 상태를 조절할 수 있어서 전신의 힘과 유연성을 기를 수 있다. 그리고 요가를 한 후에는 활력감을 느낄 수 있다.

1시간 이상의 마음챙김 요가를 실시한다. 참가자들에게 가끔씩 적절한 코멘트를 해준다. 처음에 누운 상태에서 팔을 머리 위로 뻗어 올리는 동작을 취할 때, 허리를 밑바닥에 밀어 붙이는 동작(누르는 동작)을 강조하는 것이 중요하다. 참가자들이 자신의 몸에 좀 더 신중하게 귀 기울일 수 있도록 권유한다. 마음챙김에 강조하여 자신의 한계에 부드럽게 접근한다. 부상을 일으킬 것같이 느끼는 어떤 동작이나 방해물을 피하도록 격려하고, 의심이 들 때는 아주 주의를 기울여서 해보도록 한다.

허리나 목에 만성 통증이 있는 환자 그리고 일반적인 만성 통증을 가지고 있는 환자에게는 각별히 주의를 기울인다. 자세에 대한 보다 명확한 설명을 위해 구두 설명이 필요하다. (예를 들면, 바닥에 누워서 숨을 내쉬면서 오른쪽 무릎을 가슴쪽으로 끌어당기고 턱 주변으로 팔을 모으십시오) 그럼으로써 참가자들은 매번 요가 강사의 자세를 쳐다볼 필요 없이 설명만을 들으면서 훈련에 임할 수 있다. 골반의 기울임과 다른 동작들은 시범보일 필요가 있다. 또한 담당자들이 가끔씩 주위를 돌아다니며 개인적으로 참가자들을 도와주는 것도 도움이 된다.

강의 하타 요가(Hatha Yoga)

요가(yoga)라는 말은 산스크리탐으로 결합한다(yoke)라는 말에서 유래했다. 요가는 신체와 마음을 하나로 결합한다는 뜻이다. 또한 통일한다는 뜻도 있다. 요가는 개인과 우주를 전체로 연결하는 경험을 하는 것이기도 하다. 요가는 수련을 거듭하면 전체감을 더 느끼게 된다.

요가를 한 후의 느낌은 설명으로 되는 것이 아니다. 해봐야 안다. 지시문을 따라하거나 CD를 보면서 해도 된다.

정좌명상에서처럼 자세는 아주 중요하다. 자세에 따라서 신체의 방향과 내면의 조망이 달라진다. 요가 자세를 하면서 호흡의 마음챙김과 신체의 여러 부위에서 오는 감각에 대한 마음챙김, 그때의 생각, 느낌, 기분 상태에 대해서도 마음챙김하는 수련의 기회가 될 것이다.

여러 가지 요가가 있지만 그 중에서 하타 요가는 개인적으로는 아주 깊고 우주적으로는 찬란하다. 수용하는 태도로 시작한다면 움직임을 격려하고 호기심을 가져올 수 있다. 우리는 신체에 귀를 기울이기 때문에 결코 부정할 수 없는 정직함과 현실에 대해서 심사숙고하게 된다. 요가 동작(아사나, asana)으로 들어가면 우리는 긴장을 하고 있다는 것이 분명해진다. 그래서 우리자신을 보호하고 있고, 거기에서 개방하고 있는 것이다.

하타요가에서는 신체에만 귀를 기울이는 것을 배우는 것은 아니다. 신체뿐만 아니라 우리의 생각, 직관과 기억에까지도 귀를 기울인다. 우리는 생각나는 이미지를 관찰하고 알아차리며 그것들 간의 상호관계도 알아차린다.

하타라는 말은 한 단어로 하면 '의지의 과학(science of will)'이다. 그러나 두 단어로 분리한다면 하(ha)는 태양을 말하고, 타(tha)는 달을 말한다. 생리적인 의미를 말한다면 교감 신경계와 부교감 신경계를 말하기도 한다. 아는 것과 실현하는 것을 말하기도 한다. 음양, 더운 것과 차가운 것, 즉 대극의 합일 요가를 말한다.

마음챙김 하타요가는 정해진 동작을 순서대로 취하면서 동작이 만들어내는 신체감각과 동작하는 동안의 느낌과 생각들을 관찰하는 것이다. 비유적으로 말한다면 하타 요가는 우리 몸은 활이고, 몸동작은 화살이고, 과녁은 영혼(영성)이다. 몸과 마음, 지성과 의식을 사용하지 않고는 우리는 영혼(영성)을 깨달을 수 없다.

실습

하타요가의 지시문 I

많은 사람들이 운동하기를 꺼립니다. 그 이유는 운동을 하는 것이 불편하거나 긴장을 주기 때문이기도 하고 운동할 때 함께 할 사람들이나 특별한 기구가 필요하거나 운동을 할 장소로 가야하기 때문입니다. 만약에 당신도 그랬다면 이 마음챙김 하타 요가는 바로 그런 당신을 위한 운동입니다.

요가는 범어로 연결한다는 말을 의미하고 모든 것을 함께 하게 하고 몸과 마음을 통합시키는 것입니다. 요가는 명상의 한 형태입니다. 그리고 규칙적으로만 한다면 훌륭한 몸/마음 수련으로 건강을 증진시킬 것입니다.

하타 요가는 마음챙겨서 하는 동작들로 구성되어 있고 호흡을 알아차리면서 합니다. 쉽게 배울 수 있고 규칙적으로 연습을 하면 극적인 효과를 보일 것입니다. 우리가 하는 동작들은 아주 부드럽습니다. 규칙적인 연습은 근육의 신축성, 강함과 균형을 증가시킬 것이고 깊은 이완과 알아차림의 상태로 들어가게 할 것입니다. 많은 사람들이 일반적으로 삶에 대해서 더 명료함을 경험하고 순환이 증진되고 더 강한 몸매와 건강함을 경험합니다.

요가를 할 때는 명상을 할 때처럼 그렇게 수련하십시오. 순간순간을 알아차리고 무언가를 성취하려고 애쓰지 않습니다. 있는 그대로 당신을 허용합니다. 그리고 당신 스스로에 대해서 판단도 하지 않습니다. 천천히 의식적으로 움직입니다. 마음챙김 요가는 당신의 한계를 탐색하고 그 한계를 넘도록 무리하지 않습니다. 그 경계에서 하시고 호흡합니다. 이것은 당신의 신체를 받아들이고 어디서 그만두고, 당신 상태 때문에 어떤 동작은 하지 않아야 하는지 신체가 당신에게 주는 메시지를 존중합니다.

요가는 어떤 특별한 기구도 필요하지 않고 거의 어디서나 할 수 있습니다. 이 책 뒤에 있는 CD나 교재의 내용으로도 배울 수 있습니다. 그리고 당신 자신의 동작을 만들 수 있습니다. 그리고 다른 요가 책이나 교육에서 다른 아이디어를 얻을 수도 있습니다. 마음 챙겨서 실험하십시오.

이제 MBSR 공식명상인 하타 요가 I을 시작합니다.

등을 바닥에 대고 기본자세로 편안하게 누워봅니다. 양발은 어깨넓이로 편안히 벌리고 양손은 몸통과 약간 떨어져서 손바닥이 천장을 향하도록 놓으십시오. 머리는 턱이 들리지 않도록 자연스럽게 바닥에 놓습니다.

이 기본자세를 유지하면서 눈을 지그시 감고 호흡에 따라 나타나는 감각을 느껴보십시오. 숨을 들이쉴 때는 신선한 공기와 함께 산소, 밝은 빛, 생명력과 같은 좋은 활력, 신선한 대기의 좋은 에너지들이 내 몸으로 들어오는 것을 느껴보시고, 숨을 내쉴 때는 이산화탄소와 함께 온몸의 긴장감이나 나쁜 감정들, 나쁜 기억 등이 모두 몸 밖으로 빠져나가는 것을 느껴보십시오.

이제 가슴열기 동작으로 들어갑니다.

숨을 들이쉬면서 양팔을 머리 위로 쭉 뻗어 올리고 양발은 발끝을 당기고 발뒤꿈치를 밖으로 밀어서 최대한 몸길이를 늘였다가 내쉬는 숨과 함께 힘을 쭉 빼십시오. 기지개를 펴듯이 몸을 최대한 길게 늘였다가 다시 이완해서 몸을 놓으면서, 이 단순한 동작을 하는 동안 몸의 감각이 어떻게 변하는지 느껴봅니다.

이번에는 골반 흔들기 동작입니다.

양발을 엉덩이 쪽으로 끌어당겨 무릎이 천장 쪽을 향하도록 하면서 발바닥이 바닥과 밀착되도록 합니다. 양 손은 좌우로 쭉 펴서 몸통과 수직이 되도록 하십시오. 이 자세에서 힘을 빼고 자연스럽게 누워 있으면 허리의 요추부위와 매트의 바닥사이에 공간이 생깁니다. 이 공간을 느껴보십시오. 이번에는 숨을 천천히 내쉬면서 이 공간이 없어지도록 허리를 바닥 쪽으로 눌러 보십시오. 지금 하는 이 동작과 관계가 없는 어깨나 팔, 목, 등은 긴장하지 않고 부드럽게 이완하도록 합니다. 이번에는 다시 숨을 들이쉬면서 원상태로 돌아옵니다.

숨을 내쉬면서 허리를 누르면 꼬리뼈가 올라가고 숨을 들이쉬면서 허리를 원상태로 풀어주면 꼬리뼈가 다시 바닥 쪽으로 내려가는 것을 느껴 보십시오. 숨을 내쉬면서 허리를 눌러주고, 숨을 들이쉬면서 풀어주고, 내쉬면서 눌러주고 들이쉬면서 풀어주고, 눌러주고 풀어주고, 눌러주고 풀어주고... 몇 차례 자신의 속도대로 해보십시오.

허리를 눌렀다 풀어주는 동작을 반복함에 따라 골반이 앞뒤로 움직이는 것을 생생하게 느껴보십시오.

이번에는 조금 더 빨리 해보면서 그 차이점을 느껴봅니다.

이제 양 발바닥과 어깨, 목덜미로 바닥을 지탱하면서 배를 천정을 향해 들어 올리는 반교각 자세를 해보겠습니다.

양 무릎은 어깨 넓이로 벌리고 조금 더 엉덩이 쪽으로 당겨서 발바닥으로 바닥을 단단히 지탱합니다.

숨을 들이쉬면서 허리에 끈을 매어 천장으로 당기듯이 최대한 허리를 위로 들어 올려 보십시오. 양 발바닥과 어깨 목 머리로 몸을 지탱하고 허리만 공중에 떠있도록 한 채로 숨을 쉬어봅니다. 숨이 드나들면서 가슴과 배가 확장했다 수축했다 하는 것을 느껴보십시오

몸 전체로 신선한 에너지와 열린 느낌을 느끼면서 이 자세를 유지하는 데 사용되는 근육들을 하나하나 느껴보십시오. 목덜미와 등의 근육들이 굳어있는지 살펴보시고 의식적으로 이완하도록 합니다. 양 발바닥이 바닥과 단단하게 밀착된 느낌도 살펴보십시오.

이 자세를 유지하면서 마음을 모아보십시오.

이제 목부터 시작해서 동전을 하나하나 내려놓듯이 척추 하나하나가 바닥에 닿도록 천천히 내려놓아 보십시오. 등 전체가 꼬리뼈까지 바닥에 완전히 닿았을 때 편안하게 이완되는 느낌을 느껴봅니다.

이번에는 숨을 들이쉬었다가 숨을 내쉬면서 허리를 들어 올려 반교각 자세를 취합니다. 이번에는 그 상태에서 양 무릎만 서로 붙여봅니다. 허벅지와 엉덩이가 팽팽하게 긴장되는 느낌을 느껴보십시오. 다시 긴장을 풀면서 원래의 자세로 돌아오면서 변화하는 감각에 주의를 기울여 보십시오.

아까와 마찬가지로 목부터 시작해서 경추, 흉추, 요추의 순으로 척추를 천천히 내려놓습니다.

이번에는 비틀기 자세를 해보겠습니다.

지금의 자세에서 양 무릎과 다리를 나란히 모아서 시작합니다.. 숨을 내쉬면서 모아진 무릎을 천천히 오른쪽으로 내려서 오른쪽 무릎이 바닥에 가까워지도록 틀어봅니다. 이 자세를 함에 따라 허리가 부드럽게 회전하면서 나타나는 감각들을 느껴봅니다. 조금 더 세게 비틀어진 느낌을 원하시면 시선을 왼쪽 어깨너머로 돌려 왼손 끝을 바라봅니다. 이 자세를 유지하시면서 부드럽게 호흡을 하십시오. 이런 자세가 주는 느낌에 주의를 기울이십시오.

숨을 들이쉬면서 천천히 원래의 자세로 돌아왔다가 숨을 내쉬면서 두 무릎을 반대편으로 내리면서 몸통이 비틀어지면서 생기는 감각에 마음을 챙겨봅니다. 머리를 오른쪽으로 돌려 오른손을 바라보면서 생기는 더욱 강렬한 느낌도 살펴봅니다. 이 자세로 머무르면서 부드러운 호흡과 함께 유지합니다.

이제 자세를 풀어 무릎을 펴고 양 발을 붙여서 가지런히 하십시오.

오른쪽 다리부터 먼저 해보겠습니다. 양손을 깍지를 껴서 오른쪽 무릎을 잡고 허벅지가 가슴에 닿도록 끌어당깁니다. 머리는 바닥에 그대로 둔 채, 오른쪽 무릎을 앞 뒤 좌우로 움직이면서 골반 엉덩이 관절 등의 느낌을 느껴보십시오.

이번에는 머리를 천천히 들어 올려 이마나 코가 최대한 무릎과 가깝게 되도록 하십시오. 숨을 참지 않도록 주의합니다. 불편감이 느껴지는 부위로 숨이 들어오고 그 부위로 숨이 나가면서 불편감도 함께 나가도록 숨을 내쉬십시오. 몇 번 더 숨을 쉬어봅니다. 이제 숨을 내쉬면서 머리를 먼저 바닥에 내려놓고 깍지를 풀고 다리도 바닥에 내려놓습니다.

이번에는 왼쪽 무릎을 굽혀 깍지 낀 손으로 잡고 허벅지가 가슴에 닿도록 끌어당겨봅니다. 머리는 바닥에 그대로 둔 채, 왼쪽 무릎을 앞 뒤 좌우로 움직이면서 골반 엉덩이 관절 등의 느낌을 느껴보십시오.

머리를 무릎 쪽으로 들어 올려 이마나 코가 최대한 무릎과 가깝게 되도록 하십시오. 불편감이 느껴지는 부위에 숨을 불어넣듯이 들이쉬고 내쉴 때는 그 불편감이 모두 다 풀어지도록 숨을 내쉬십시오. 몇 번 더 숨을 쉬어봅니다. 이제 숨을 내쉬면서 머리를 먼저 바닥에 내려놓고 깍지 풀고 다리도 바닥에 내려놓습니다.

양발을 가지런히 하고 양손도 펴서 몸통 옆에 나란히 하고 편안하게 몸을 이완시킵니다. 숨이 자유롭게 몸에 드나드는 것을 느끼면서 모든 것을 편안하게 내려놓으십시오.

이제 오른쪽 다리를 천천히 들어 올려서 바닥과 수직이 되도록 하십시오.(무릎을 굽혀도 좋습니다.)

이번에는 발을 좌우로 움직여보시고 오른쪽 왼쪽으로 돌려도 보시면서 발에서 어떤 감각이 느껴지는지 살펴보십시오. 이제 다리를 그대로 유지하면서 손으로 허벅지나 장딴지의 근육들이 얼마나 긴장되어 있는지 만져보셔도 좋습니다. 그대로 유지하다가 숨을 내쉬면서 천천히 다리를 바닥으로 내려놓으십시오.

이번에는 왼쪽 다리를 천천히 들어 올려 바닥과 수직이 되도록 합니다. 발을 좌우로 움직여보시고 오른쪽 왼쪽으로 돌려도 보시면서 발에서 어떤 감각이 느껴지는지 살펴보십시오. 이제 그대로 다리를 든 채로 유지하면서 손으로 허벅지나 장딴지의 근육들이 얼마나 긴장되어 있는지 만져보셔도 좋습니다. 그대로 유지하다가 숨을 내쉬면서 천천히 다리를 바닥으로 내려놓으십시오.

다시 한 번 오른쪽 다리를 들어 올려 바닥과 수직이 되도록 하십시오. 이제 오른쪽 다리에서 편한 곳을 찾아서 양손으로 잡아보십시오. 무릎을 천천히 펴고 발가락을 몸통 쪽으로 당기면서 감각의 변화를 살펴보십시오. 이번에는 다리를 가슴 쪽으로 천천히 당기면서 순간순간 느껴지는 감각의 변화에 주의를 기울여 보십시오.

이제 손을 놓고 다리를 천천히 바닥으로 내리십시오. 발뒤꿈치가 바닥에 털썩 떨어지지 않도록 마음을 챙겨서 천천히 다리를 내리십시오. 드디어 발뒤꿈치가 바닥에 닿으면서 몸이 이완되고 깊은 해방감이 느껴지는 것을 생생하게 음미해 봅니다.

이번에는 왼쪽 다리를 들어 올려 양손으로 잡아 보십시오. 무릎을 천천히 펴고 발가락을 몸통 쪽으로 당기면서 감각의 변화를 살펴보십시오. 이번에는 다리를 가슴 쪽으로 천천히 당기면서 매순간 느껴지는 감각의 변화를 느껴보십시오. 숨을 내쉬면서 손을 풀고 다리를 천천히 바닥에 내려놓으십시오. 바닥에 털썩 떨어지지 않도록 마음챙겨서 천천히 천천히 내려놓습니다.

이렇게 온몸이 바닥에 닿아 느껴지는 편안함을 느껴보십시오.

이번에는 영웅들의 휴식 자세를 해보겠습니다.

오른쪽 옆구리를 바닥에 대고 오른쪽 팔을 들어 오른쪽 머리를 괴고 왼손으로 배 앞의 바닥을 짚어 균형을 잡으십시오. 두 다리는 포개어 (무릎을 약간 굽혀도 좋습니다.) 놓고, 시선은 정면을 보시고 편안하게 호흡을 하십시오. 마음이 안정되면 천천히 왼쪽 다리를 천장 쪽으로 올려봅니다. 할 수 있는 만큼만 다리를 들어 올리시고 잠시 유지하십시오. 이제 왼손으로 왼쪽 다리의 편한 곳을 잡고 균형을 유지하십시오. 부드러운 시선으로 정면을 응시하면서 고관절과 허벅지, 바닥과 닿아있는 오른쪽 몸통부위의 감각변화를 느껴봅니다. 이제 다리를 잡았던 손을 놓고 천천히 왼쪽다리를 내리십시오.

이제 자세를 바꾸려는 마음 속 의도를 알아차리면서 왼쪽 옆구리를 바닥에 대고 누울 채비를 합니다. 등을 대고 돌아누워 왼쪽 팔로 머리를 괴고 오른쪽 팔로 배 앞의 바닥을 짚어 균형을 잡아봅니다. 마음이 안정되면 천천히 오른쪽 다리를 천장 쪽으로 들어 올려봅니다. 할 수 있는 만큼만 다리를 들어 올리고 잠시 유지합니다. 이제 오른 손을 뻗어 오른 다리의 편한 곳을 잡고 균형을 유지하십시오. 이런 균형을 유지하기 위해 몸의 여러 근육들이 만들어내는 느낌에 주의를 기울이십시오. 다리를 잡았던 손을 놓고 천천히 오른쪽 다리도 내려놓습니다.

그대로 배를 깔고 바닥을 향해 누워서 한쪽 뺨을 바닥에 대고 편안하게 이완하십시오.

두 다리는 편안하게 발꿈치가 바깥을 향하도록 하고 양 팔은 몸통 옆에 손바닥이 하늘을 향하도록 하여 가지런히 둡니다. 숨이 들어오고 나가는 것을 알아차리면서, 몸과 마음의 짐을 다 내려놓듯이 몸이 보내는 메시지에 귀를 기울여 보십시오. 편안한 이완감과 함께 숨이 몸에 들어오고 나가면서 생기는 감각의 변화, 특히 배에서 느껴지는 호흡의 감각을 놓치지 말고 느껴보십시오.

이제 한동안 온몸을 훑어 올라가면서 몸의 감각이 어떻게 변화하는지 알아차려보십시오. 발, 다리, 골반, 엉덩이, 허리, 배, 가슴, 등, 팔, 어깨, 목, 머리 등을 바디스캔 하듯이 차례로 훑으면서 우리 몸이 말하는 생생한 이야기에 귀를 기울여 봅니다.

〈 짧은 휴식 〉

자 이제 머리를 들어 턱으로 바닥을 짚고 숨을 들이쉬며 오른쪽 다리를 천천히 위로 들어 올립니다.

엉덩이가 따라 올라가지 않도록 적당한 각도까지 들어올리고 허리의 근육이 긴장되는 것을 느껴보십시오. 잠시 숨을 쉬면서 유지하다가 내쉬는 숨과 함께 천천히 다리를 내리고 아까와는 다르게 반대편 얼굴을 바닥에 대고 숨을 고릅니다. 숨을 깊게 들이쉬고 충분히 내쉬면서 온몸이 방바닥으로 스며드는 느낌이 들도록 충분히 이완하십시오.

다시 턱으로 바닥을 짚고 골반이 바닥에서 떨어지지 않도록 하면서 왼쪽 다리만 천천히 들어 올립니다. 이런 자세 변화 동안에 나타나는 감각의 변화를 알아차려보십시오.

다리를 천천히 바닥으로 내리고 한쪽 뺨을 바닥에 대고 잠시 이완합니다.

이제 이마와 코 턱 얼굴이 바닥에서 떨어지도록 천천히 들어 올려 보십시오.

두 다리도 천천히 천장 쪽으로 들어 올리고 이 자세를 유지합니다. 이 자세는 주로 등 근육이 유지합니다. 왼손이나 오른손으로 등의 근육들을 만져보아도 좋습니다. 숨을 멈추지 않도록 유의하면서 한동안 버텨봅니다. 자세를 풀고자 하는 의도를 알아차려 보십시오. 숨을 내쉬면서 머리와 다리를 천천히 내려놓으십시오. 이제 다시 한쪽 뺨을 바닥에 대고 숨이 자유롭게 드나들도록 하면서 편안한 마음으로 살펴보십시오.

이제 고양이 자세로 넘어갑니다.

양손으로 배와 가슴사이의 바닥을 짚고 양 무릎을 어깨 넓이로 벌려 버티면서 상체와 엉덩이를 들어 올리십시오. 고개를 들거나 떨어뜨리지 않고 등은 평평한 탁자처럼 유지하십시오.

숨을 내쉬면서 아랫배를 당기고 등을 아치모양으로 구부리면서 시선을 배꼽으로 향하게 해서 고양이 자세를 취해봅니다.

이번에는 반대로 숨을 들이쉬면서 척추를 바닥 쪽으로 내려뜨리면서 머리를 천정 쪽으로 허리는 바닥 쪽으로 내리는 소자세로 바꿔봅니다.

숨을 내쉬면서 고양이 자세로, 숨을 들이쉬면서 소자세로, 번갈아 바꾸어서 해보십시오. 자신에게 알맞은 속도와 리듬을 찾아봅니다.

이제 허리와 등을 평평하게 펴서 다시 테이블 자세로 돌아옵니다.

이번에는 왼 손바닥으로 몸의 가운데 바닥을 짚고 오른팔을 들어 손끝이 천장을 향하도록 하십시오. 이때 시선은 오른손 끝을 바라보십시오. 잠시 유지하시면서 허리의 비틀림과 가슴이 활짝 열린 느낌, 어깨의 감각에 주의를 기울입니다. 이번에는 오른 손으로 바꿔 짚고 왼팔을 들어 손끝이 천장을 향하도록 하고 유지하십시오. 잠시 유지하시면서 허리의 비틀림과 가슴이 활짝 열린 느낌, 어깨의 감각에 주의를 기울입니다. 천천히 테이블 자세로 돌아오십시오.

이번에는 조금 더 어려운 균형 잡기 자세를 하겠습니다.

시선을 전방에 고정시키고 오른쪽 다리를 뒤쪽으로 쭉 뻗어 올리고 왼쪽 팔을 앞으로 뻗어서 몸의 균형을 잡아보십시오. 잠시 유지하면서 이 자세를 유지하는데 어떤 근육과 뼈가 사용되는지 살펴보십시오. 이 자세를 유지하는 동안의 몸의 떨림에도 주의를 기울여 보십시오.

천천히 팔과 다리를 내려놓으면서 고양이 자세로 전환했다가 다시 테이블 자세로 돌아옵니다.

이번에는 왼쪽 다리를 뒤로 뻗어 올리고 오른쪽 팔을 앞으로 뻗어서 균형을 잡으면서 복부근육에서 생기는 감각의 변화를 알아차려 보십시오. 팔다리를 내려놓으면서 등을 굽혔다가 다시 테이블 자세로 되돌아오십시오.

이제 등을 바닥에 대고 기본자세로 누워보십시오.

이번에는 다시 무릎을 굽혀서 엉덩이 쪽으로 당기고 양 손바닥이 바닥을 향하도록 해서 몸통 옆에 정렬합니다. 숨을 들이쉬면서 배꼽을 최대한 천장 쪽으로 들어 올리십시오. 양 발바닥과 어깨 목 머리로 몸을 지탱하고 허리만 공중에 떠있도록 한 채로 편안하게 숨을 쉬어봅니다.

자세를 유지하는 동안 발바닥과 허리, 목덜미와 등에서 어떤 이야기를 하는지 귀를 기울여 보십시오.

이제 목부터 시작해서 경추, 흉추, 요추의 순으로 척추가 하나씩 바닥에 닿도록 천천히 내려놓으십시오. 등 전체가 꼬리뼈까지 바닥에 완전히 닿았을 때 편안하게 이완되는 느낌을 느껴보십시오.

이제 양다리와 무릎을 양팔로 감싸 안아 가슴 쪽으로 끌어당겨 보십시오.

무릎의 움직임을 이용해서 몸 전체를 앞 뒤 좌 우 원을 그리면서 등을 마사지 하는 기분으로 흔들어 보십시오. 이런 동작을 하면서 등의 감각변화에 주의를 집중해보십시오.

이제 동작을 멈추고 머리를 들어 무릎 쪽으로 가져가 보십시오. 너무 무리하지 않도록 주의하면서 머리가 무릎에 닿도록 한 채 몸에 들어오고 나가는 호흡을 알아차려보십시오

이제 천천히 깍지를 풀고 머리와 다리도 모두 풀고 등을 대고 누운 기본자세로 되돌아가십시오. 숨을 몇 차례 깊게 들이 쉬고 길게 내쉬어 보십시오. 가슴에 신선한 공기가 차오르고 온몸이 기분 좋게 새로운 에너지로 충전되는 것을 느껴보십시오.

사랑스럽고 편안한 마음의 눈으로 발가락 끝에서 머리 끝까지 훑듯이 느껴보십시오. 발가락, 발, 발목, 장딴지, 무릎, 허벅지, 골반, 엉덩이, 허리, 등, 배, 가슴, 어깨, 양쪽 손가락, 손, 손목, 아래팔, 팔꿈치, 위팔, 어깨, 목, 목 안쪽, 턱, 입, 뺨, 귀, 눈, 이마, 정수리... 차례로 완전히 눈 녹듯이 이완되는 것을 느껴보십시오.

이제 지금까지 했던 모든 동작들에 대한 기억을 다 내려놓고 지금 이 순간 내 몸과 마음에서 일어나고 있는 일을 충분히 느껴봅니다. 나 자신과 아주 독특한 방식으로 만나는 시간을 갖게 된 것을 기쁜 마음으로 자축해보십시오. 몸과 마음이 매 순간 온전히 함께한 이 시간을 갖게 된 것을 감사하면서 완전한 존재의 기쁨을 느껴보십시오.

(약간의 휴식 후에 일어난다.)

요가 후에 나눔 예

G 처음 하신 분은 없어요?

A 학교에서 방과 후 요가를 해요. 일주일에 한 번쯤. 비슷해요. 어느 정도 강도는 있어요.

D 아픈 데가 돌아가면서 느껴지던데요. 무슨 자세였지? 여튼 팔 올라가는 데. 처음 손 올라갈 때. 손 올리는 자세에서 좀 잘 안 되는 것 같애요. 되는 데까지만 하고, 바디스캔하다가 잘 가다가 머리 뒤꼭지 할 때 아버지 생각이 나서 눈물이 좀 나더라구요. (울먹거림) 아버지랑 닮았다는 이야기를 많이 들어서…

C 너무 편안했어요. 호흡에 중점을 두었어요. 그 전에는 동작에만 집중하면서 생각은 왔다 갔다 하지만. 오늘은 어머니 생각 안 나고, 동작보다는 호흡에 집중하니까. 사건이 있어서 (사건 이야기) 그런 생각이 왔다갔다.

G (요가 호흡에 대한 설명.) 체조가 아닙니다.

CD를 주면서 설명 :요가는 연결한다는 의미이고, 하타는 대극의 합일이다. 하(ha)는 태양이고 따뜻한 것, 양성이고 타(tha)는 달이고 찬 것, 음적인 것으로, 하타는 대극의 합일이다. 비교적 늦게 발달된 거예요. 자세가 상징적이기도 하고,

C 호흡도 자연스럽게 하면 돼요? 아니면 깊게 들어 마시고.

G 억지로 하지는 말고 자연스럽게 하면 돼요.

A 호흡명상을 하는데 음악이 있으면 참 잘 될 텐데….

G 조건화되면 안 되니까. 있는 곳에서 어디서나 가능하려면 조건이 있으면 안 돼요. 자연스럽게.

C 어렸을 때 라디오 틀어놓고 공부하는 것도 좋은 것 같지 않다. 음악을 일부러 사무실에 틀어놓았다. 괜히 기분이 처지고, 안 좋은 것 같아요.

G 우울할 때는 우울한 음악으로 시작하면 좋아요. 그것도 일이니까. 편안하게 하면 좋지요.

(숙제에 대한 설명)

C 유쾌한 사건이 없으면 어떻게 해요?

G 왜 없어요? 어떻게 없을 수가 있어요. 숨쉬는 것도 유쾌한 것이고.

C 너무나 먹는 이야기만 해서...

G 그런 것은 괜찮아요.

실습

하타요가의 지시문 II

이제부터 –MBSR 하타요가–2를 시작합니다.

이 요가는 서서 하는 자세로 시작합니다. 이 하타 요가를 하는 동안 순간순간 알아차림이 강해진다는 것을 기억하십시오. 부드럽지만 확고한 방식에서 우리는 우리의 경계와 한계를 탐색하고, 판단하지 않는 방식으로 요가를 실습할 것 입니다. 완전한 자세를 만들려고 애쓰지 마십시오. 특정 자세를 완벽하게 만드는 것보다는 자세가 만들어내는 감각에 주의를 기울이는 것이 더 중요합니다. 이렇게 서 있는 자세에서 본인의 모습을 전신거울에 비춰보고 싶을 수도 있습니다. 하지만 완벽한 자세보다는 그 자세를 하는 동안에 일어나는 감각과 느낌을 잘 살펴봅니다. 처음부터 끝까지 가능하면 횡격막으로 호흡하면서 이런 호흡을 자각하도록 하십시오.

처음에는 팔 뻗기 입니다.

양발을 바닥에 단단히 딛고, 곧고 편한 자세로 자연스럽게 양팔을 늘어뜨리고 서보십시오. 두 발 사이의 간격은 5–6센티 정도로 벌립니다. 이제 서서 발바닥이 바닥과 닿아있는 면을 의식하고 잠시 호흡에 주의를 기울입니다. 들숨에 팔을 뻗어서 위로 올립니다. 들숨에 최대한 손을 올려서 엄지를 걸어 봅니다. 발바닥은 바닥에 두고 호흡을 계속하면서 뻗어 보십시오. 팔을 뻗으면서 팔꿈치, 겨드랑이, 가슴을 통해서 골반에서 어떤 감각인지 느껴보십시오. 뻗을 때 계속 숨을 쉬면서 감각을 느껴보십시오. 준비가 되었으면 엄지를 풀고 팔을 아주 천천히 내리십시오. 그러면 얼얼할 수도 있고, 자연스럽게 힘을 빼면 손목이 굽어지면서, 하늘을 향했던 손은 바닥을 향할 것입니다. 옆구리로 팔이 완전히 떨어질 때까지 천천히 마음을 챙겨서 팔을 내리십시오. 원하시면 눈을 감고 배에 주의를 기울여서 당신의 호흡의 흐름을 관찰하십시오. 물론 팔의 감각에도 주의를 기울이십시오. 지금 실시한 단순한 팔 뻗기가 어떤 효과를 보이는지 살펴보십시오.

이번에는 과일따기 입니다.

다시 한 번 들숨을 쉬시면서 오른쪽 팔만 천천히 올리십시오. 과일을 따는 그런 자세입니다. 계속 호흡하면서 나무에서 뭘 따려는 듯이 계속 팔을 올립니다. 동시에 왼발 뒤꿈치를 들고 싶을 때까지 더 위로, 위로. 왼발 발꿈치가 들어지고, 오른팔은 완전히 뻗은 상태가 됩니다. 왼팔은 당신 옆구리에 그대로 둔 채. 오른 팔은 계속 뻗었다가 천천히 내리면서 왼 발도 내립니다.

이제 왼쪽 팔을 올리십시오. 오른쪽 뒤꿈치를 들고, 다시 과일을 따듯이 더 계속, 더 계속 위로 올리십시오. 왼쪽 팔에서 오는 느낌을 느끼고, 계속 뻗어서 위로 최대한 위에 도달하고 호흡하면서 천천히 팔을 내립니다.

자 이제 다시 처음 했듯이 깊은 들숨과 함께 양팔을 들어서 뻗어 보십시오. 엄지를 걸면 머리는 팔 사이에 있고, 이번에는 오른쪽으로 구부려보십시오. 오른쪽 엉덩이로 가면서 호흡을 하십시오. 몸이 멈춘 곳에서, 이렇게 특별히 구부렸을 때의 당신의 감각을 탐색하고 몸의 한계를 느껴보십시오.

왼쪽도 할 것입니다. 팔을 올리면서 들숨으로 호흡하시고, 완전히 뻗은 다음에 왼쪽으로 구부릴 때 숨을 내쉬십시오. 원하시면 엄지를 걸지 않고 양팔을 나란히 해서 하실 수도 있습니다. 왼쪽 엉덩이 쪽으로 구부리고, 준비가 되었으면 돌아오시고, 마지막에는 엄지를 다시 걸었다가 천천히 양옆으로 팔을 내리십시오. 다시 한 번 눈을 감고 서 있는 자세로 돌아오십시오. 그리고 다시 배에 주의를 기울이십오.

자 이제 어깨조이기를 해보겠습니다.

이 동작은 네 개의 동작으로 나눌 수 있습니다. 어깨를 최대한 귀 가까이 들어 올립니다. 이 동작에서는 팔은 자연스럽게 아래로 떨어뜨린 채로 둡니다. 어깨를 앞쪽으로 내밀며 둥글게 말아봅니다. 그리고 어깨를 아래로 움직여 내리고 힘을 뺍니다. 다음에는 어깨를 등 뒤쪽으로 젖혀봅니다. 크게 노를 젓듯이 어깨를 돌려줍니다.

준비가 되시면 다시 반대방향으로도 돌려줍니다

처음 상태로 돌아와 가만히 서서 동작의 효과를 느껴봅니다. 목과 어깨 주변의 감각을 더욱 구체적이고 생생하게 느껴보세요.

이번에는 천천히 목을 돌려보겠습니다.

턱을 가슴 쪽으로 당기고 왼쪽 귀가 왼쪽 어깨 위로 오도록 머리를 천천히 움직입니다. 머리가 등 뒤쪽으로 돌아갈 때까지 계속합니다. 오른쪽 귀가 오른쪽 어깨 위를 지나가도록 한 후 턱을 원위치로 둡니다. 이런 방식으로 크고 느리게 원운동을 하면서 머리가 등 뒤쪽으로 갈 때는 숨을 들이쉬고, 머리가 앞쪽으로 올 때는 숨을 내쉽니다. 이때 눈도 큰 원을 그리며 움직입니다.

다시 반대방향으로도 해보십시오.

이제 다시 머리를 중심을 잡고 서 있는 자세로 돌아와서, 바닥에 발을 붙이고 서있는 자세로 돌아오십시오. 몸을 완전히 이완하지만 동시에 예민하게 호흡에 맞추어서 균형을 잡으십시오.

이제 균형 잡기를 해보겠습니다.

양쪽 발에서 왼쪽 발로 무게중심을 옮기면서 두 팔을 바닥과 평행이 되도록 들어 올립니다. 오른쪽 다리를 최대한 몸통에서 떨어지도록 옆으로 들어 올리고 자세를 유지합니다. 시선을 정면 한 점에 고정시키고 부드럽게 호흡하면서 균형을 유지합니다. 천천히 오른쪽 다리를 바닥으로 내려놓으면서 양팔도 천천히 내리면서 돌아옵니다. 두 발에 무게중심을 균등하게 두고 잠시 온몸의 느낌을 있는 그대로 느껴봅니다.

이번에는 들숨에 두 팔을 들어 올리고 무게중심을 오른발로 옮기면서 왼발을 들어 올립니다. 가능한 한 왼발을 높이 올리고 균형을 유지하면서 부드럽게 호흡합니다. 잠시 그대로 유지하다가 다리와 팔을 천천히 풀고 돌아옵니다. 두 발에 무게중심을 균등하게 두고 잠시 온몸의 느낌을 있는 그대로 느껴봅니다.

상체 비틀기를 해보겠습니다.

두 손을 허리 위에 놓고, 발은 어깨 넓이로 벌리고, 골반이 정면을 향하도록 합니다. 숨을 들이쉬었다가 내쉬면서 허리, 어깨, 머리의 순으로 상체를 오른쪽으로 돌리고 시선을 오른쪽 어깨 넘어 먼 곳을 바라봅니다. 잠시 머무르다가 숨을 들이쉬면서 천천히 정면으로 돌아옵니다.

이번에는 내쉬면서 몸을 왼쪽으로 허리, 어깨, 머리의 순으로 천천히 비틀어 봅니다. 시선은 왼쪽 어깨 넘어 먼 곳을 응시합니다. 숨을 들이마시면서 정면으로 돌아옵니다.

두 손을 허리에 둔 채 이번에는 발목부터 돌려서 발을 제외한 몸 전체를 최대한 오른쪽으로 비틀어 줍니다. 잠시 머무르다가 발목, 무릎, 허리, 어깨, 머리, 시선의 순으로 천천히 돌아옵니다.

이번에는 왼쪽으로 몸을 비틀어봅니다. 최대한 비튼 상태에 잠시 머무르면서 호흡하고, 신체 각 부위의 느낌을 알아차립니다. 호흡과 함께 천천히 돌아와서 편안하게 자세를 유지합니다.

이번에는 몸을 앞으로 숙이기를 해 보겠습니다.

무릎을 살짝 구부려 깊은 들숨을 쉬면서 팔을 머리 위로 올립니다. 그러고 나서 날숨과 함께 허리를 구부려서 팔과 머리가 바닥에 닿도록 늘어뜨립니다. 이런 자세로 쉬면서 무릎을 살짝 구부려서 가슴에서 들숨과 날숨에서 근육이 확장되기도 하고 약간 들어가기도 하는 것을 느껴 보십시오. 머리를 더 깊게 내려뜨려서 당신의 무릎보다 더 바닥으로 더 내려가게 하십시오. 팔을 뻗기를 원하시면 바닥과 평행이 되게 오른팔을 들어 올리고, 들숨과 함께 하십시오. 잠시 유지하시고, 그리고 날숨과 함께 밑으로 다시 떨어뜨립니다. 이번에는 들숨과 함께 왼팔을 들어서 바닥과 평행이 되게 하셨다가 다시 날숨과 함께 내려뜨립니다.

이제 천천히 일어날 것입니다. 척추의 아랫부분부터 들어 올립니다. 먼저 허리를 들어 올리고, 즉 무릎을 펴고, 등의 가운데 부분, 그리고 머리를 들어 올리고, 서 있는 자세로 돌아옵니다. 그리고 눈을 감고 다시 당신의 배의 호흡으로 돌아옵니다. 앞으로 구부린 이 자세에서 오는 효과에 주의를 기울입니다. 호흡을 알아차리십시오. 당신의 심장이 뛰는 것을 알아차릴 수도 있습니다. 모든 것이 안정되도록 기다립니다.

이번에는 의자자세를 해겠습니다.

다리의 간격을 어깨넓이 정도로 벌리고 양 팔을 앞으로 뻗어 지면과 수평이 되도록 합니다. 그 자세에서 마치 의자에 앉는 것처럼 무릎을 굽혀 적절한 각도에서 멈추고 유지합니다. 가능한 한 머리와 척추를 바르게 펴고 엉덩이가 너무 뒤로 가지 않도록 합니다. 자연스럽게 호흡하면서 발목과 등, 어깨의 감각을 느껴봅니다. 조금 더 자세를 낮출 수 있다면 자세를 낮추어서 한계점까지 가봅니다. 그대로 머물면서 호흡에 의지하면서 통증을 있는 그대로 바라봅니다. 이제 천천히 무릎을 펴면서 몸을 일으켜 세우고 팔도 제자리로 돌아옵니다. 잠시 그대로 머물면서 몸 전체의 느낌을 느껴봅니다. 원하시면 팔을 약간 흔들어 줍니다. 그리고 깊은 호흡을 하고 이 자세를 하면서 생긴 온몸의 긴장과 피로를 내쉬는 호흡에 담아 내보냅니다.

이제 나무자세를 해보겠습니다.

양쪽 발에서 왼쪽 발로 무게중심을 옮기고 오른쪽 발을 최대한 접어서 발바닥을 왼쪽 다리의 허벅지나 무릎에 고정시킵니다. 왼쪽 다리만으로 균형을 잡으면서 양 손을 깍지 끼어 검지만 편 채 가슴 앞에 모아봅니다. 어느 정도 균형이 잡히면 양 팔을 위로 뻗어 귀 옆에 붙이고 검지가 천장을 향하도록 천천히 올립니다. 이때 시선을 앞쪽의 한 곳에 고정시키는 것이 균형을 잡는 데 도움이 됩니다. 자신이 나무처럼 굳건히 서 있다고 상상하면서 아랫배까지 깊게 호흡합니다. 잠시 유지하다가 왼쪽 무릎을 최대한 펴고 천천히 손의 깍지를 풀고 양 팔을 옆으로 내려 팔이 수평이 되도록 합니다. 오른쪽 다리도 천천히 내리면서 양 팔도 몸통 쪽으로 천천히 내리면서 돌아옵니다.

이번에는 무게중심을 오른쪽 발로 옮기면서 왼발을 접어 발바닥을 오른쪽 다리 안쪽에 닿게 하여 최대한 높이 끌어올립니다. 양 손을 깍지 끼어 검지만 펴고 가슴 앞에 모았다가 천천히 머리 위로 들어 올립니다. 시선을 전방의 한 곳에 고정하여 자세를 유지하면서 부드럽게 호흡을 계속합니다. 잠시 그대로 유지하다가 깍지를 풀고 양 팔을 천천히 내려 수평이 되도록 합니다. 이어서 왼발도 천천히 풀면서 양 팔도 몸통 옆으로 자연스럽게 돌아오도록 합니다. 두 발에 무게중심을 균등하게 두고 편안하게 서서 눈을 감고 의식을 호흡감각에 집중시키고 잠시 온몸의 느낌을 있는 그대로 느껴봅니다.

이제 바닥에 앉겠습니다.

바닥에 앉아서 양 발바닥을 마주닿게 하고 허리를 곧게 펴고 몇 차례 깊게 호흡합니다. 두 손으로 발가락을 감싸 쥐고 숨을 들이마시면서 천천히 골반 쪽으로 끌어당겨 발뒤꿈치가 회음부에 닿도록 합니다. 갑자기 잡아당기지 않도록 조심하고, 당길 수 있는 만큼만 당겨봅니다. 이 상태에서 가볍게 무릎을 흔들어서 골반과 허벅지 안쪽의 긴장을 풀어냅니다.

자 이제, 왼쪽 다리를 뻗고 오른쪽 발을 최대한 대퇴부 안쪽 깊은 곳까지 당겨서 앉습니다.

두 손의 엄지를 걸어서 합장하고 숨을 깊이 마시면서 팔을 머리 위로 쭉 뻗어 올립니다. 마음을 모아 천천히 하되 무리하지 않습니다. 숨을 부드럽게 들이마시면서 두 팔을 조금 더 위쪽으로 뻗었다가 숨을 내쉬면서 등을 편 채로 허리만 굽혀 두 손으로 왼쪽 다리의 발가락, 발바닥, 발목, 종아리 어디든 잡을 수 있는 가장 먼 곳을 잡아봅니다. 이제 머리도 숙여서 왼쪽 다리 위에 있게 합니다. 자세를 유지하면서 등 근육과 무릎 뒤쪽 오금, 엉덩이와 아랫배가 긴장되어 있음을 알아차립니다. 천천히 숨을 들이쉬고 다시 내쉬면서 이런 긴장들을 풀어냅니다. 이렇게 날숨과 함께 몸 뒤쪽의 긴장을 풀어내면서 가슴을 조금 더 다리와 밀착할 수 있게 해봅니다. 잠시 머무르다가 숨을 들이 마시면서 팔을 쭉 뻗어 귀 옆에 붙이고 가슴, 머리와 함께 천천히 들어 올립니다. 두 손의 엄지를 걸고 머리 위로 올린 채 들숨과 함께 위로 쭉 뻗어봅니다. 숨을 내쉬면서 깍지를 풀고 팔을 옆으로 편안하게 내려줍니다. 잠시 이 자세를 유지하면서 호흡을 반복하여 이완시킵니다.

이제 다리를 바꾸어 같은 방식으로 반대쪽으로도 해봅니다.

이제 두 다리를 앞에 놓고 팔을 등 뒤에 두고 지지하면서 다리를 흔들어 줍니다.

무릎에서 다리를 그냥 흔들어 줍니다. 발을 앞뒤로 퍼덕거립니다.

이제 천천히 매트 위에 누우십시오.

송장자세를 취합니다. 손은 옆에 나란히 두고 손바닥은 천장을 향합니다. 발은 편하게 약간 떨어지게 합니다. 들숨에 배가 확장되고 날숨에 줄어드는 것을 지금 여기에서 알아차리십시오. 여기 누워있는 몸을 전체로 느끼십시오. 지금 드는 생각을 알아차리십시오. 주변의 소리와 당신의 몸의 느낌에 따른 감각을 알아차리십시오. 당신은 호흡마다 순간순간의 알아차리는 상태에 있습니다. 매 순간 호흡에 따라 몸이 바닥으로 가라앉게 내버려 두십시오.

자 이제 반교각 자세를 해보겠습니다.

손은 바닥을 짚고, 발바닥은 바닥에 단단히 하고 무릎을 구부려서 해보겠습니다. 손으로 발목을 잡고 반드시 그럴 필요는 없습니다. 닿으면 그렇게 하시고, 준비가 되었으면 들숨에 골반을 들어 올리십시오. 발을 단단히 하고 어깨와 목과 머리로 지탱하고 쉬십시오. 가능한 엉덩이가 바닥과 평행이 된 이 상태로 쉬십시오. 골반은 되도록 높게 유지하십시오. 이 자세에서 호흡하십시오. 배가 호흡함에 따라서 확장되었다가 줄어드는 것을 느껴 보십시오. 피곤함을 알아차리고 바닥으로 엉덩이를 내리고 싶은 마음을 알아차리십시오. 가능한 여기에서 고요함 속에서 쉬는 데 사용되는 작은 근육들을 알아차리십시오. 당신은 이 순간에 이런 자세를 한 조각입니다. 그저 이 순간에 존재합니다. 얼굴을 이완시키십시오. 그리고 팔을 바닥에 놓여있는 머리 위로 뻗고 싶을 수도 있습니다. 원하시면 그렇게 쉬십시오. 준비가 되었으면 천천히 골반을 바닥으로 내리십시오. 등을 다시 뻗고 팔을 옆에 놓아서 송장자세로 돌아옵니다.

자 이제 준비가 되었으면 두 무릎을 손으로 감싸서 가슴 쪽으로 끌어당기십시오.

무릎을 가슴 쪽으로 당기고 조금씩 옆으로 흔들어서 등 전체로 흔드십시오. 앞뒤 좌우로도 흔드십시오. 부드럽게 그리고 아마도 머리와 목, 등으로 흔들어서 앉는 자세를 할 수도 있습니다. 그러나 어려우면 당신의 한계 내에서 최선을 다해서 흔들면 됩니다.

다시 이완자세로 돌아오십시오. 당신의 근육이 풀어지면서 바닥으로 가라앉습니다. 주의를 다시 배로 가져오십시오. 몸에만 주의를 기우리십시오.

이제 이 실습이 끝날 시간입니다. 이런 종류의 수련을 하는 것이 당신에게 어떤 의미가 있는지를 기억하십시오. 이런 방식으로 당신에게 시간과 에너지를 준 것입니다. 당신의 건강을 유지하고 증진시키도록 당신에게 시간을 허용하십시오. 조금씩 당신이 몸을 자각하게 될 것이고, 근육은 강화되고, 긴장은 이완시켜 줄 것입니다. 당신의 한계를 알게 되고 변화를 느낄 것입니다. 더 강해지고 더 유연해지고 더 균형을 잡게 될 것입니다.

만일 내가 다시 살 수 있다면

나는 다음 생에서는 더 많은 실수를 하고 싶다. 나는 편안하고 부드러운 사람이었으면 싶다. 나는 내세에서는 이생의 여행에서보다 더 어리석고 싶다. 나는 정말로 더 가난하게 살고 싶다. 나는 이생에서 보다 더 많은 것을 하고 싶다. 산에 더 많이 갈 것이고, 강에서는 수영을 더 많이 할 것이다. 아이스크림을 더 많이 먹고, 콩은 덜 먹을 것이다. 나는 아마도 더 많은 진짜 고생을 할 것이지만 괜한 걱정을 생각하지는 않을 것이다.

날마다, 매 시간마다 감각적으로 그리고 건전하게 사는 사람 중의 한 명이 될 것이다. 아, 내가 내 순간을 살 수 있었더라면, 만일에 다시 살 수 있다면 나는 그 순간들을 더 가질 것이다. 사실 나는 그렇게 많은 나이를 살기 보다는 순간순간 바로 그 순간만을 살려고 노력할 것이다. 나는 온도계, 뜨거운 물 병, 우비 그리고 낙하산을 준비하지 않고는 어디도 가지 않는 그런 사람들 중 하나였다. 내가 다시 산다면 짐을 더 가볍게 하여 여행을 하고 싶다.

내가 다시 산다면 이른 봄 더 일찍 맨발로 다니기 시작해서 가을 늦게까지 다니겠다. 나는 춤을 더 많이 추러 갈 것이다. 나는 목마를 더 많이 타고 싶고, 나는 데이지 꽃을 더 많이 꺾을 것이다.

Nadine Stari

85세

Louisvill, Kentucky

homework
03

3주차 숙제

마무리

20분 정도 짧게 정좌 후 수업 종료

숙제

- 요가와 바디스캔을 1주일에 6회 이상
- 정좌 명상 하루에 20분
- 워크북 : 내가 만일 다시 살 수 있다면 읽어 보기.
  유쾌한 일이 있었던 것을 달력에 체크(이번 주), 하루에 한 번씩 기입.
  하루 동안 어떤 한 순간을 포착 할 수 있도록 연습하라.
- "자동 조정"으로 가는 것에 마음을 챙기고 어떤 상황에서 일어나는지 마음챙김하라.
- 무엇이 당신을 중심에서 벗어나게 하는가?
- 당신은 무엇을 가장 보기 싫어하는가?

memo

3주차	년　월　일　요일	이름 :	수련　일차

수련시간 :　　:　　–　　:　　(　분)

수련형식 : 바디스캔 □　　요　가 □

호흡명상 □　　먹기명상 □

1. 실습 동안 심리적으로 느낀 점을 기술하시오

2. 실습 동안 신체적으로 느낀 점을 기술하시오

3. 명상수련 도중 자신의 신체에 통증 부위가 있으면 ▩ 하십시오.

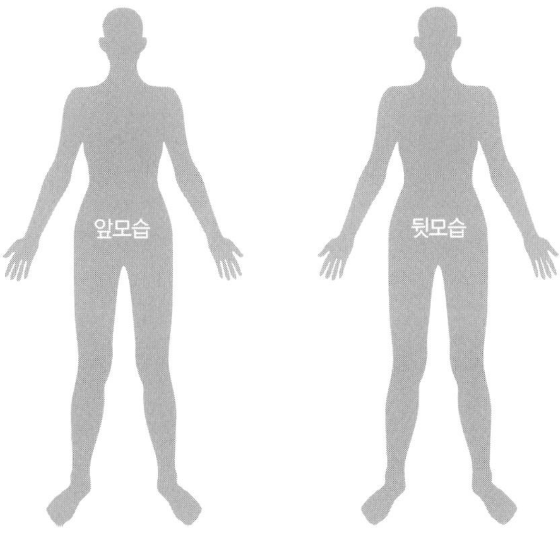

4. 질문이나 feedback 받고 싶은 내용을 기입하십시오.

● 즐거운 경험 일지

※ 하루 생활 가운데 어떤 유쾌한 사건이 발생되었을 때 이를 주목한 후 다음 사건 기록지에 비교적 상세하게 경험한 내용을 기입하시오.

a. 어떤 즐거운 사건을 경험하였나?

b. 사건이 일어나는 동안 즐거운 감정을 알아차렸는가?

c. 사건을 경험하는 동안 신체가 느낀 감각을 자세히 기록해 보라.

d. 사건이 일어나는 동안 느낀 기분, 느낌, 그리고 생각은 무엇이었는가?

e. 지금 이것을 쓰고 있는 당신의 현재 심정은?

3주차	년 월 일 요일	이름 :	수련 일차

수련시간 : : – : (분)
수련형식 : 바디스캔 ☐ 요 가 ☐
호흡명상 ☐ 먹기명상 ☐

1. 실습 동안 심리적으로 느낀 점을 기술하시오

2. 실습 동안 신체적으로 느낀 점을 기술하시오

3. 명상수련 도중 자신의 신체에 통증 부위가 있으면 ▩ 하십시오.

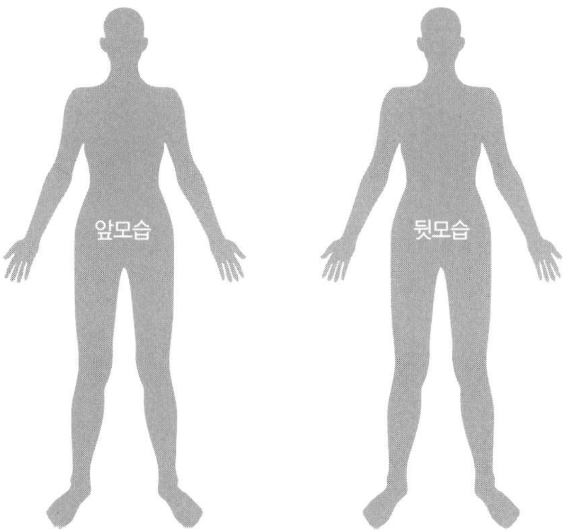

4. 질문이나 feedback 받고 싶은 내용을 기입하십시오.

● 즐거운 경험 일지

※ 하루 생활 가운데 어떤 유쾌한 사건이 발생되었을 때 이를 주목한 후 다음 사건 기록지에 비교적 상세하게 경험한 내용을 기입하시오.

a. 어떤 즐거운 사건을 경험하였나?

b. 사건이 일어나는 동안 즐거운 감정을 알아차렸는가?

c. 사건을 경험하는 동안 신체가 느낀 감각을 자세히 기록해 보라.

d. 사건이 일어나는 동안 느낀 기분, 느낌, 그리고 생각은 무엇이었는가?

e. 지금 이것을 쓰고 있는 당신의 현재 심정은?

3주차	년 월 일 요일	이름 :	수련 일차

수련시간 : : – : (분)
수련형식 : 바디스캔 ☐ 요 가 ☐
호흡명상 ☐ 먹기명상 ☐

1. 실습 동안 심리적으로 느낀 점을 기술하시오

2. 실습 동안 신체적으로 느낀 점을 기술하시오

3. 명상수련 도중 자신의 신체에 통증 부위가 있으면 ▩ 하십시오.

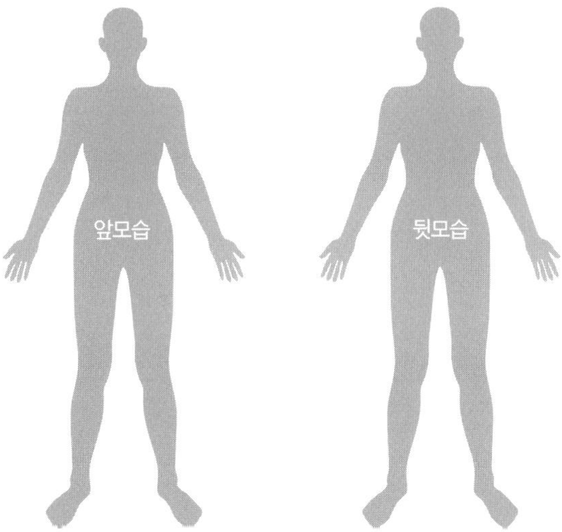

4. 질문이나 feedback 받고 싶은 내용을 기입하십시오.

● 즐거운 경험 일지

※ 하루 생활 가운데 어떤 유쾌한 사건이 발생되었을 때 이를 주목한 후 다음 사건 기록지에 비교적 상세하게 경험한 내용을 기입하시오.

a. 어떤 즐거운 사건을 경험하였나?

b. 사건이 일어나는 동안 즐거운 감정을 알아차렸는가?

c. 사건을 경험하는 동안 신체가 느낀 감각을 자세히 기록해 보라.

d. 사건이 일어나는 동안 느낀 기분, 느낌, 그리고 생각은 무엇이었는가?

e. 지금 이것을 쓰고 있는 당신의 현재 심정은?

3주차	년　월　일　요일	이름 :	수련　일차

수련시간 :　　:　　–　　:　　(　분)

수련형식 : 바디스캔 □　　요　가 □

호흡명상 □　　먹기명상 □

1. 실습 동안 심리적으로 느낀 점을 기술하시오

2. 실습 동안 신체적으로 느낀 점을 기술하시오

3. 명상수련 도중 자신의 신체에 통증 부위가 있으면 ▩ 하십시오.

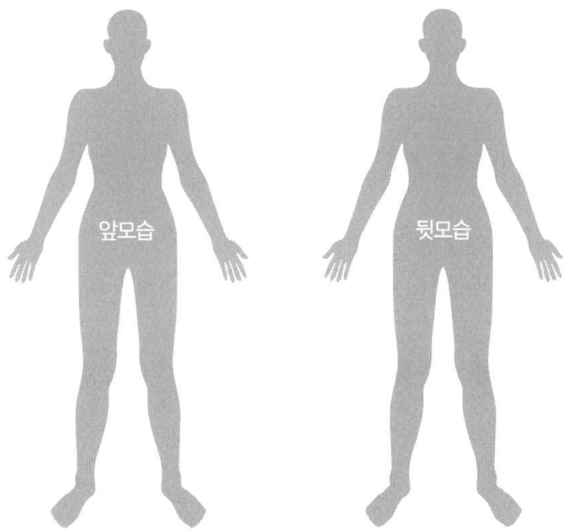

4. 질문이나 feedback 받고 싶은 내용을 기입하십시오.

● 즐거운 경험 일지

※ 하루 생활 가운데 어떤 유쾌한 사건이 발생되었을 때 이를 주목한 후 다음 사건 기록지에 비교적 상세하게 경험한 내용을 기입하시오.

a. 어떤 즐거운 사건을 경험하였나?

b. 사건이 일어나는 동안 즐거운 감정을 알아차렸는가?

c. 사건을 경험하는 동안 신체가 느낀 감각을 자세히 기록해 보라.

d. 사건이 일어나는 동안 느낀 기분, 느낌, 그리고 생각은 무엇이었는가?

e. 지금 이것을 쓰고 있는 당신의 현재 심정은?

3주차	년 월 일 요일	이름 :	수련 일차

수련시간 : : – : (분)

수련형식 : 바디스캔 □ 요 가 □

호흡명상 □ 먹기명상 □

1. 실습 동안 심리적으로 느낀 점을 기술하시오

2. 실습 동안 신체적으로 느낀 점을 기술하시오

3. 명상수련 도중 자신의 신체에 통증 부위가 있으면 ▩ 하십시오.

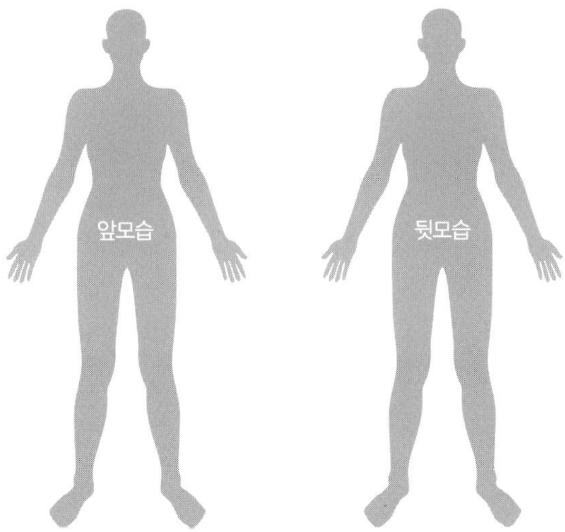

4. 질문이나 feedback 받고 싶은 내용을 기입하십시오.

● 즐거운 경험 일지

※ 하루 생활 가운데 어떤 유쾌한 사건이 발생되었을 때 이를 주목한 후 다음 사건 기록지에 비교적 상세하게 경험한 내용을 기입하시오.

a. 어떤 즐거운 사건을 경험하였나?

....

....

b. 사건이 일어나는 동안 즐거운 감정을 알아차렸는가?

....

....

c. 사건을 경험하는 동안 신체가 느낀 감각을 자세히 기록해 보라.

....

....

d. 사건이 일어나는 동안 느낀 기분, 느낌, 그리고 생각은 무엇이었는가?

....

....

e. 지금 이것을 쓰고 있는 당신의 현재 심정은?

....

....

....

....

....

....

3주차	년 월 일 요일	이름 :	수련 일차

수련시간 : : – : (분)

수련형식 : 바디스캔 ☐ 요 가 ☐

호흡명상 ☐ 먹기명상 ☐

1. 실습 동안 심리적으로 느낀 점을 기술하시오

2. 실습 동안 신체적으로 느낀 점을 기술하시오

3. 명상수련 도중 자신의 신체에 통증 부위가 있으면 ▩ 하십시오.

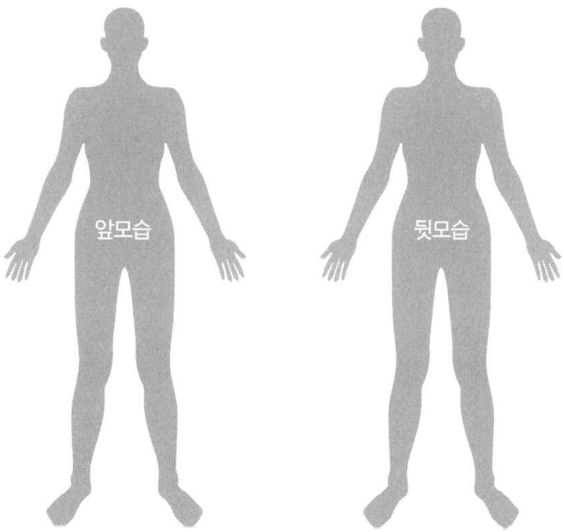

4. 질문이나 feedback 받고 싶은 내용을 기입하십시오.

● 즐거운 경험 일지

※ 하루 생활 가운데 어떤 유쾌한 사건이 발생되었을 때 이를 주목한 후 다음 사건 기록지에 비교적 상세하게 경험한 내용을 기입하시오.

a. 어떤 즐거운 사건을 경험하였나?

b. 사건이 일어나는 동안 즐거운 감정을 알아차렸는가?

c. 사건을 경험하는 동안 신체가 느낀 감각을 자세히 기록해 보라.

d. 사건이 일어나는 동안 느낀 기분, 느낌, 그리고 생각은 무엇이었는가?

e. 지금 이것을 쓰고 있는 당신의 현재 심정은?

3주차	년 월 일 요일	이름 :	수련 일차

수련시간 : : – : (분)

수련형식 : 바디스캔 □ 요 가 □

호흡명상 □ 먹기명상 □

1. 실습 동안 심리적으로 느낀 점을 기술하시오

2. 실습 동안 신체적으로 느낀 점을 기술하시오

3. 명상수련 도중 자신의 신체에 통증 부위가 있으면 ▩ 하십시오.

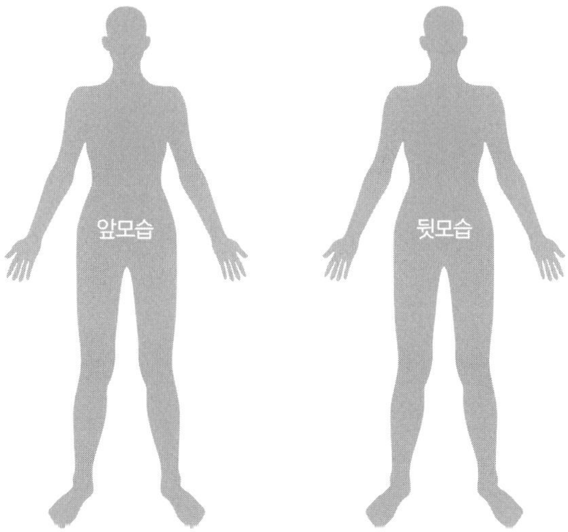

4. 질문이나 feedback 받고 싶은 내용을 기입하십시오.

● 즐거운 경험 일지

※ 하루 생활 가운데 어떤 유쾌한 사건이 발생되었을 때 이를 주목한 후 다음 사건 기록지에 비교적 상세하게 경험한 내용을 기입하시오.

a. 어떤 즐거운 사건을 경험하였나?

b. 사건이 일어나는 동안 즐거운 감정을 알아차렸는가?

c. 사건을 경험하는 동안 신체가 느낀 감각을 자세히 기록해 보라.

d. 사건이 일어나는 동안 느낀 기분, 느낌, 그리고 생각은 무엇이었는가?

e. 지금 이것을 쓰고 있는 당신의 현재 심정은?

Mindfulness-Based Stress Reduction

마음챙김에 기반한
스트레스 감소 프로그램(MBSR)
매뉴얼

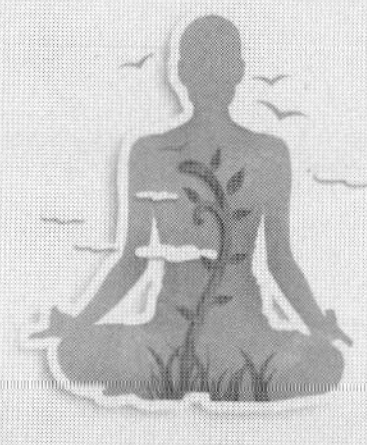

4주차 수업

스트레스 반응 (신체감각)

준비물

지도자가 준비할 것들

의사소통일지, 대화문제지

소리를 내서 시작 끝을 알릴 수 있는 소리 나는 종이나 악기.

수련생들이 준비할 것들

편안한 복장, 누울 때나 앉아 있을 때 사용할 수 있는 매트나 방석을 준비한다.

노트

숙제에 대한 토의를 한다. 특히 요가 숙제가 어땠는지에 대해서.

요가 교육의 미세한 조정/ 조율이 필요함.

바디 스캔이 요가에 미치는 영향과 요가가 바디스캔에 미치는 영향에 대해 질문한다.

참가자들은 무엇을 보고, 느끼고, 배우고 있는가? 만약에 숫자가 큰 집단이면 작은 그룹으로 실시한다.

요가와 바디스캔을 번갈아서 하는 것에 대한 경험과 숙제를 토의한다.

매일 바닥에 누워서 매일 몸에 마음 챙기는 것의 중요성을 강조한다. 단 몇 분이라도!

Chapter 04

4주차 수업 : 스트레스 반응 (신체감각)

Mindfulness-Based Stress Reduction

지난주 나눔

C 저는 요가는 못 했었어요.

G 서약서도 쓰고 못하면 어떻게 해요?

C (다 같이 웃음) 바디스캔과 호흡 명상만. 동영상을 봐야 할 텐데.

G 안 봐도 돼요. 소리만 들어도 돼요.

C 시간이 바빴어요. 대개, 짬짬이 바디스캔과 호흡 명상만 했어요. 유쾌한 사건이 찾다 보니까 짬짬이 찾으니까 많더라구요. (그래서),찾다 보니까 많더라구요.

G 찾으려고 애를 써야. 그래서요.

C 다 해요? 저기 한 두 개만?

G 하고 싶은 이야기만.

C 예전, 작년 가을부터 저랑 같이 일을 하자고 계속 제안을 했는데, 가끔 일주일에 한두 번씩 문자 주고, 신경써주니까 고맙드라구요. 계속 전화하고, 일주일 전부터 일주일에 한 번씩 합류하고 있는데, 기획을 좀 해달라고 해서 기획을 해주었거든요. 카피쓰고 포스터 만들고, 이쪽에서 반향을 일으켜서 갑자기 회자되고 칭찬을 많이 받았어요.

G 인제부터 해요?

C 그제부터 홍보가 나가기 시작했어요. 그쪽 세계에서는 색다른 것이라서 칭찬을 많이 받았어요. (계속 많네요.) 찾다보니까. 아직도 내가 살아있구나.

G — 그동안 가지고 있던 불안증은 어때요? 3주 지났는데, 시작한 지.

C — 많이 좋아졌는데요, 가끔 찾아와요. (언제? 어떨 때?) 이런 날은 꼭 찾아와요. 날씨 탓하기는 그런데, 찌뿌둥한 날.

G — 기압이 낮은 날, 그렇다고 하더라도 어떤 상황에서.

C — 선행되는 것은 사회적인 이슈가 안 좋은 기사거리 메르스, 오늘은 심각하게 다가왔죠. 부인이 너무 그러니까. 지난 주 토요일에 서울 갔다 왔거든요. 전시회에 다녀왔어요. 사람 많은 데를 많이 다녔어요. 그러다 보니까.

G — 사람 많은 데 이미 다녀왔는데, 앞뒤가 안 맞잖아요. 비합리적인거에요. 서울에 다녀왔고, 여기 오는 걸 두려워하는 것은 아니다. 매번 그런 것은 아니다. 사건이 쭉 있었던거지. 어떤 것이 유발인자가 무엇인지 잘 보셔야. 구체적으로 어떨 때 오는지. 구체적으로 봐야. 막연하면 안 된다. 뭐든지 언제 어떻게 일어나나. 매번 그런 것은 아니다. 본인의 상태를 잘 살펴보고, 유발인자가 무엇인지 잘 보아야 한다. 구체적으로 봐야 한다.

C — 다른 데서 들어오는데. 전 항상 뉴스. 사건, 사고 뉴스였던 것 같아요. 케이블 티비에서 사건 실화 그런 것 나오잖아요. 종편방송에서. 그전에는 많이 봤는데, 제가 못 보게 해요. 그런 영향을 좀 받는 것 같아요.

G — TV를 없애버려요. (사람들과 TV에 대한 토론)

A — 쉽지 않아요. 한 번 설치한 것을 떼기가 어려워요.

C — 사무실에 누워서, 한시 반에 바디스캔 했지. 열심히 호흡하면서 가라앉드라구요. 확실히 좋아지드라구요. 좋았어요. 좋은 일 되게 많았어요. 컴퓨터로 치니까. 저장해놓고 치니까.

G — 많았다고?

C — 만화 전시회 다니다가 발바닥이 아팠어요. 그것은 신체 감각!

(모두 웃음)

G 그것은 돌아다녀서, 발바닥이 아픈 것은 (여기에서 말하는 신체 감각이) 아니다.

C 교수님 말이 생각났어요. 그 현재 그 순간에 집중하고 있는 것이 얼마나 행복한 것인지. 전시회 보고, 풍물도 구경하고, 느끼는 것이 얼마나 중요한지. 순간순간 즐기는 것이 참 소중한 거고 행복한 거구나, 그 전에는 아빠는 딴 생각하고, (웃음) 난 딴 생각하고 있고, 아이들 엄마랑 아이들은 즐기고, 그런 것이 다반사였거든요. 그런 면은 많이 바뀌었어요. 바꾸려고 노력을 하다 보니까.

G 알아야 바뀐다.

C 이론적으로는 알아요. 그런데 스스로가 쾌감을 느낀 적이 없으니까. 못 느끼니까. 그런 계기가 먹기 명상이었거든요. 실제 먹기 명상에서 콩나물 먹으면서 그 쾌감을 느꼈어요. 이런 거구나.

G 현재로 돌아오는 연습. 몰입하려고 하고 순간 순간 알아차리는 것이죠. 먹는 것은 삼시 세끼를 먹으니까.

C 확실히 술 먹는 것은 안 되더라구요. (모두 웃음)

G 술도 조절이 된다. 확실히 돼요.

C 어쨌든 결론은 그런 것 하나하고, 두 번째로는 확실히 배설이 잘 돼요.. (모두 웃음)

B 많이 먹어서?

C 양도 줄었어. 밥 양은 줄었어.

A 확실히 줄었어요. 반찬은 먹는데, 그런데 살은 안 빠져. 양이 많이 줄었어요. 사람들은 '왜 밥 안 먹어?' 반찬을 많이 먹기는 한데. 그런데 살은 안 빠져. 덜어놓고 가져온 것마저도 못 먹고, 그런데 배는 부르

더라구요.

G 먹기 명상이 그렇다.

C 확실히 도움이 되는 것은 망상이 들어오면 '판단하지 마라'는 말이 자꾸 떠올라요. 상당히 도움이 되더라구요.

G 판단하지 않고, 밀어내지도 잡으려고도 하지 않아야. 판단하지 않고 주의집중하니까 명상이다. 정말 그렇다.

C 호흡명상은 오디오가 정말 도움이 상당히 도움되죠. 여백이 있잖아요. 망상을 하려고 하면 친절하게 편집이 되어 있어서 다시 멘트가 나오니까. 호흡명상은 참 잘 만들어졌다. 되게 좋더라구요. 편집을 잘해서 팔아도 되겠다는 생각이 들더라구요. (모두 웃음) 곧 할 수 있어요. 전자 상거래.

D 파일을 너무 빨리 주었나봐 (웃음)

B 저는 음식으로는 잘 안 되었거든요. 그 쪽은 잘 안되었거든요.

G 괜찮아요. 비공식 명상이다.

B 잘들 된다니까 저도 한 번 해보고 싶어서 해봤는데요. 상추를 먹을 때 가물어서 비슷한 쾌감을 경험을 했구요, 적 상추는 쓰고 풋냄새가 나드라구요. 청 상추는 달고 쓰드라구요.

G 차이가 뭐에요? 입맛에서

B 상추는 풋내가 나고 달고 쓴데, 청 상추는 달고 쓰더라구요. 풋내는 안 나고, 출장 가서 제가 고양이를 개인적으로 안 좋아하거든요. 그분이 예뻐하면서 이야기하는 것을 보면서 가만히 보았어요. 고양이에 대한 재발견하는 제 모습을 봤구요. 진짜 영특하더라구요. 만져보고 그런 것은 안 해 봤는데, 해보면서 기분 좋음. 이 수업을 하고 있어서인지. 그런데 일상에서 저를 점검하는 모습을 볼 수 있더라구요. 옛날부터 하고 싶은 것을 해보았어요. 더 신나더라고요. 쉬는 날 다시

해보리라. 긴장도 됐지만 신나는 것도 되고, 잔잔하게 뭐가 많았었던 것 같아요. 비가 오면 자연 속에서 이슬 맺힌 풀 사진도 찍고 싶고, 풀을 뽑으면서도 풀에게 미안하다고 하고 뽑게 되고 그런 경험들, 바디스캔이 여기서 할 때랑 가서 할 때 다른 것 같습니다.

C 스마트폰에서 다운받아서 하면 된다. (설명)

A 저도 잘 몰라요. 저도 몰라서 못했어요.

B 바디스캔하고 요가. 여기서 하면 의외로 집중이 되는 느낌인데, 거기서는 너무 넓고 고요하고 조용해서인지 집중력은 없고, 편안하거든요. 몰입되는 것이 아니라 조금 풀어진 느낌? 명상도 편안한 느낌.

A 요가가 잘 안 되었어요. 오늘은 학교에서 더불어서 해서. 하기 전에는 날씨도 덥고 끕끕하고 그랬는데, 조용히 앉아서 하니까 기분이 좋더라구요. 집에서는 요가가 잘 안 되고 바디스캔은 시도는 하는데 마무리가 잘 안 되어서 흐트러지고. 바디스캔은 안돼요.

C 자요? 자잖아.

A 아침에 일어나서 하는데, 흐트러져서 시도만 계속하고 마무리가 끝까지 안 되고, 3주 째, 유쾌한 경험이 갈수록 어렵다는 생각이 들고 내가 제대로 가고 있나? 그런 생각이 드는 거에요. 그런 말을 들으려고 그 느낌이 그 느낌이 아니고 몸의 느낌을 써라. 그 얘기 들을려고. 했는지도 모르겠어요. 제대로 가나? 처음에 기분 좋아서 '나 명상하고 있어' 그런 거에서 약간 벗어난 느낌을 받았구요. 그래도 항상 어떤 사건이나 어떤 그냥 지나가는 흘러가는 일들도 유쾌하려고 해보고, 되도록 마음을 놓고 여유롭게 대해보려고 해도 일 하나가 주어지면 오그라드는 느낌 있죠. 내가 잘 할 수 있을까? 끝날 때까지 제대로 할 수 있을까? 멘트도 적어놓고, 큰일을 하면서 끝날 때까지 어찌어찌 끝났어요. 그전까지는 세포까지 다 닫아진 느낌. 주변의 어떤 것들이 긴장

하고 다양하게 안 오고, 주변이 넓게 안 봐지고.

G 그 전과 차이는?

A 사건 때문에. 그래도 열심히 해보려고 했어요. 상담 같은 면담도 하고, 같이 울기도 해보고, 편안하다는 말도 들어보고, 그런 것들이 뭔가 도움이 되는구나. 전 유쾌한 결로, 고맙고, 애기를 낮잠을 재워주었다. 20분을 자요. 엄마가 너무 도움이 되었다고. 낮잠을 처음 잤다고. 저한테도 감사하다. 저는 점심만 먹어도 졸린데. 감사하다. 한 가지는 타인에게는 여유롭게 잘 하면서 잘 되는데 가족에게는 잘 안되는지. 딸에게는 그게 아니라, 가르치려고 항상 티격태격하는 거에요. 손님처럼 타인처럼 대하자. 이런 말을 하면, 딸이 모르고 물은 것도 아닌데, '그게 아니지.' 그러다 보니. 더 마음을 비우고 해야 되나? 더 마음을 비우고.

C 장애아가 아닌 것만으로도 얼마나 감사해! 건강하기만 해도 감사하다. 고맙다. 무슨 이야기를 하면, 모든 것이 되는 것이니까, 자기 의견을 말할 수 있어서 고맙고 감사하다. 네 의견이 다 맞는 거잖아요. 그 다음 것은, 그 애가 FM 아닌 것 알잖아요. 정답을 아니까 물어보는 것이니까. 왜 물어보는 데를 물어봐야. 다 아니까 물어보는 것 아닐까.

B 저도 코칭을 맡고 있는데, 현장에서 말하는 것을 사람들과 대화를 녹음을 해서 들어봤어요. 유도질문을 대개 많이 하더라구요. 제가 대화기법이 길을 아니까 자꾸 질문을 해서 찾아가게 하는 것이 아니라 이미 답으로 끌고 가려고, 계속 녹음해서 들으니까. 제가 낯 부끄럽드라구요. 자꾸 유도를 하더라구요. 그러면 딸과 대회를 녹음을 해서 들어보면 좋아요.

D (녹음에 대한 기술적인 문제에 대한 이야기) 기본 잡음이 있어서 다 정리를 해서 들어야 들린다.

A 정말 딸하고 대화하기가 어려워.

G 어렵다고 생각하니까.

A 꼭 끝날 때는 화가 나서 방으로 가게 되고, 꼭 삐쳐서, 뭘 알려주려고 그러나 봐요. 정답 쪽으로 갈려고.

G 나는 딸의 어머니이다. 선생님이 아니다. 집에 가서 선생님을 하는 거지요. 모든 사람을 선생님으로 하면 안된다. 내가 말 안 해도 할 사람이 많아요. 그래서 할머니가 필요하다. 제대로 된 선생님도 아니다. 너무 외로울 것이다. 모든 사람을 학생처럼 대하시면 안 돼!

A 처음에는 잘 해요. 꼭 끝날 때 '엄마는 꼭 그래.' 내가 뭘 잘못했어? 애 아빠는, '걔 마음을 이해해주면 안 돼?' 내가 뭘 잘못했어? 잘 못된 길로 갈까봐 그렇지. 뻔히 알면서 물어보는 건데. 그건 아니지. 아 참, 자녀와 대화가 어렵다. 정말 많이 하고, 제가 더 알고 물어보는 건데. 아 참 자녀와 대화가 어렵다. 정말 많이 하고 창피하고 부끄러워요. 왜 나는 좀 유머러스하게 재밌어 하고 싶은데 '엄마랑 이야기하면 짱나! ' 그런 식이니까. 괴로워요. 이제 말하기가 무서워요. 딸이랑 말하는 것이 무서워요? 차라리 친구가 될까? 그냥.

D 이미 친구는 있을 텐데. 친구 필요 없어요. 친구 많아요. (다 같이 맞다고 하면서 웃음.)

A 멋진 엄마가 되는 법, 그런 것 공부하고 싶어요. 알고 싶어요. 산에도 같이 가서... 좋았다가 꼭 마지막에 말 한마디 쿵 해서 마지막에 택택거리고 들어가고.

G 신체감각을 느끼는 것이 중요한데... 요번 주 부터는 불쾌한 자극도 적어야 돼요. 이제 매일 쓰셔야 해요. 뭐를 수련했고, 어떻게 느꼈고, 매일 유쾌한 사건과 불쾌한 사건을 쓰셔야 해요. 오늘은 신체감각느끼기 수련할 겁니다.

지도자가 알아야할 사항

4주와 5주차 수업은 명상 수련과 스트레스의 핵심적 관계에 대해서 강의한다.

스트레스라는 용어는 Hans Seyle(1936)가 동물에게 상처를 입히거나 극단적인 상황에 두었을 때, 생리적으로 나타나는 스트레스 증상, 일반적인 적응 증상이라 하고 그 스트레스를 유발하는 것을 스트레서(stressor), 즉 스트레스를 유발하는 자극이라고 하였다. 이는 외적인 자극도 있고, 내적인 자극도 있을 수 있다.

스트레스를 유기체가 받으면 그것을 대처하기 위한 전략이 대개 세 가지가 나온다고 한다. 첫째 전략은 경고반응(alarm reaction)이어서 신체는 '회피나 투쟁'(flight or fight)을 준비한다. 그 자극이 싸울 만하면 싸워서 이길 것이고, 만약에 너무나 크면 도망을 가는 것이 생존에 유익할 것이다. 이 흥분 상태는 어떤 유기체도 계속할 수가 없다. 첫 단계에서 생존했다면, 그래서 두 번째 단계에서 적응이 유지된다. 스트레스에 저항이 굳건해진다. 그리고 마지막으로 만약에 스트레스가 너무 오래 지속되면 신체는 결국은 소진 상태에 빠진다. 노화처럼 소모된다.

신체는 자극에 반응하는 기전이 있다는 것을 알아냈다. 신체는 스트레스를 주는 자극에 반응한다. 단순하게 말해서 뇌와 내분비 조직, 즉 자율신경계는 환경의 조건에 따라서 그 자극에 필요한 반응을 활성화하고 불필요한 반응은 억제한다. 이처럼 자율신경계 사이에 다리 역할을 하는 시상하부는 스트레스 하에서는 교감신경을 자극하게 된다. 즉 뇌하수체에게 부신의 코티코 자극 호르몬(adrenocorticotrophic hormone)을 혈류로 방출하라고 메시지를 보낸다. 이 신호는 신장에 위치하고 있는 부신 피질에게 다시 호르몬인 코티졸을 만들게 한다. 그리고 다시 이 코티졸은 그것들이 필요한 신체의 여러 장소로 퍼진다. 그래야 스트레스에서 대응할 수 있다.

그러나 명상을 하여 이완을 하게 되면, 부교감신경이 반응을 하게 된다. 교감신경계와는 길항작용을 하여 코티졸이 감소된다. 스트레스 하에서 성호르몬과 성장호르몬이 감소되었던 것을 이제는 상반되게 작용을 한다.

명상을 하게 되면 자율신경계에만 작용을 하는 것이 아니다. 대뇌 자체에도 작용을 한다. 뇌의 무게가 달라지고, 피질의 두께의 감소를 막고 오히려 강화시켜주기도 한다.

이처럼 외부 자극이 내부 자극을 해서 몸이 반응한다고 하는 것은 우리로 하여금 많은 것을 알게 한다.

우리의 신체는 10조 개 이상의 세포로 태어나서 계속 세포가 죽고 다시 태어나서 늘 변한다. 삼라만상도 변한다. 변하지 않는 것은 하나도 없다. 이런 변화는 스트레스가 되기도 하고 도전이 되기도 한다. 이런 관점은 우리가 어떻게 그 스트레스를 지각하느냐와 깊게 관련되어 있다. 앞서 창조적인 지각을 할 것인가 아니면 이미 학습된 고정된 지각을 할 것인가에 덧붙여서, 다시 어떻게 현재 우리가 실습하고 있는 명상을 통해서 우리가 우리의 평화와 안녕을 유지할 수 있느냐의 기로라고 할 수 있다.

주제

자신의 생활에 있어 곤경에 빠질 수 있는 순간과 그 순간으로부터 어떻게 빠져 나와야 하는지에 대해 지각한다. 스트레스와 고통의 어두운 면을 다룬다. 실제적인 예가 되는 이야기를 읽거나, 말 해본다.

어떻게 사람들은 종종 어두운 면을 도피함으로써 수습하는가. '즉 마약이나 술, 감정의 억제 그리고 자살이다.'를 강조한다. 그것은 스트레스가 아니라 어떻게 당신이 마음과 (한계 내에 있는) 마음에 효과를 주고 있다고 하는 것을 다루느냐이다. '스트레스는 무엇인가?'에 대해 참가자들과 탐구해본다. 스트레스는 어떻게 우리 몸과, 마음 그리고 건강에 영향을 끼치는가? 불쾌한 일이 있을 때마다 달력에 체크한 것을 검토한다. 무엇이 불쾌한 것과 행동 양상을 만드는가에 대해 질문 해본다. 자신의 방식(나의 방법은 무엇인가, 그건 그렇고, 내가 그 습관을 가지고 있는지 알까? 얼마나 그 습관이 지속될까?)에 빠지지 않는 기대들을 연상해본다.

스트레스와 스트레스 요인에 대한 정의 그리고 워크북에 정의되어 있는 심리학적 스트레스에 대해 이야기 한다. 참가자들이 일상생활에서 무엇에 가장 스트레스를 받는지 그리고 어떻게 극복하는가에 대한 답변을 유도한다. 극복에 대한 개념과 정의를 복습한다.

우리는 스트레스에 잘 적응하고 산다. 그러나 우리는 이런 스트레스가 과도하게 있고, 적응못할때 탈진하게 된다. 그림2는 그런 내외적인 자극에서 잘 극복하지 못한 상태를 보여주는 그림이다.

외부의 자극은 우리 내부의 자극으로 여러 변화를 낳게 한다. 외부 자극은 신체적인 질병이나 사건, 사회적인 압력 등 너무나 다양한 알 수 있는 것들이 있지만 우리가 의식하지 못하는 외적인 자극들도 있다.

그리고 내부적인 자극들은 우리의 생각이나 감정, 여러 상태들이 있을 수 있다. 이런 것은 사실일 수도 있고, 미래의 걱정일 수도 있고, 과거의 경험일 수도 있다.

이런 내외적인 자극에 대한 평가가 중요하다. 이런 평가에 따라서 스트레스가 되기도 하고 변화와 동기가 되기도 한다.

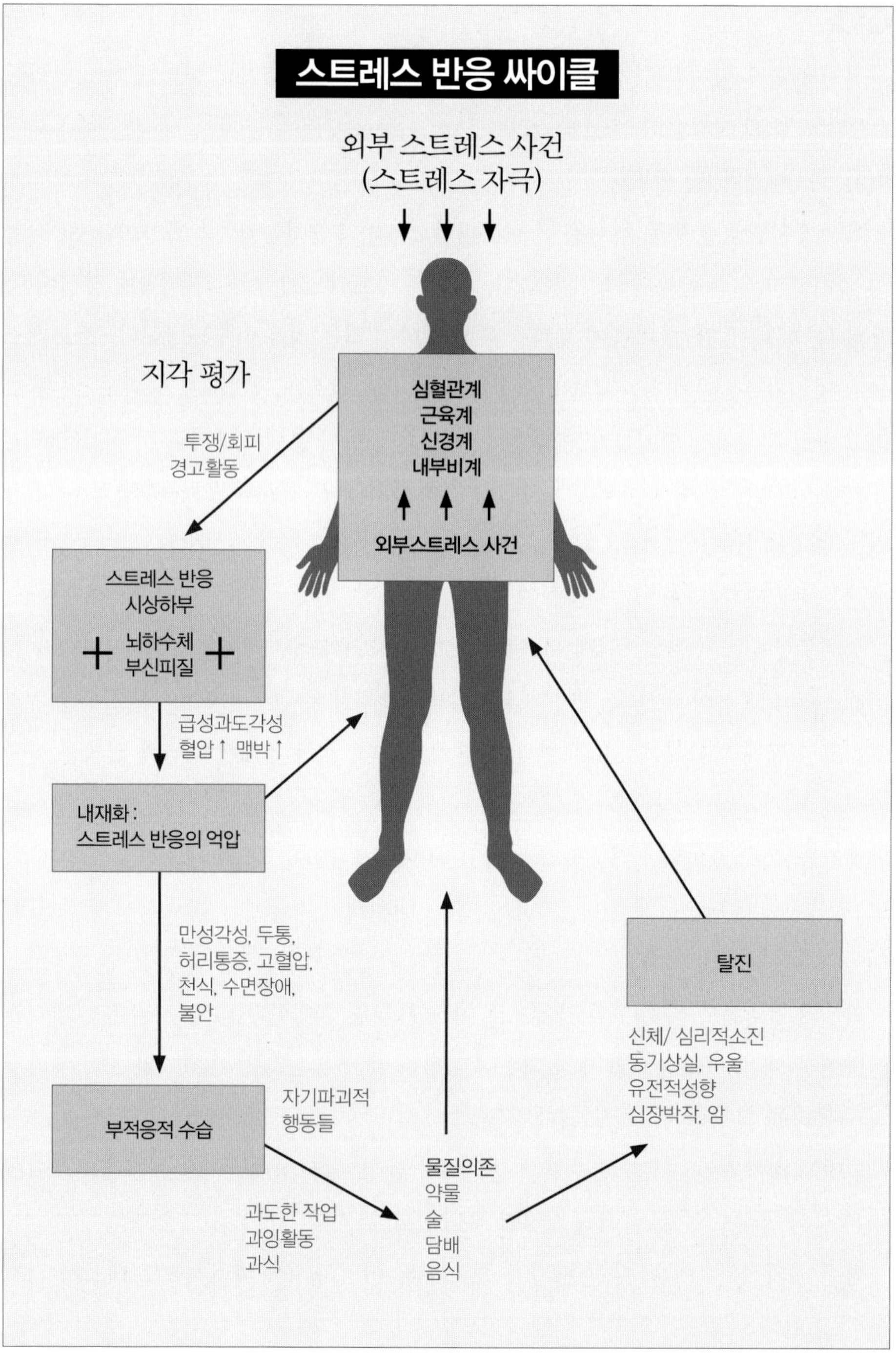
스트레스 반응 싸이클
외부 스트레스 사건
(스트레스 자극)
지각 평가
심혈관계
근육계
신경계
내부비계
외부스트레스 사건
투쟁/회피
경고활동
스트레스 반응
시상하부
뇌하수체
부신피질
급성과도각성
혈압↑ 맥박↑
내재화 :
스트레스 반응의 억압
만성각성, 두통,
허리통증, 고혈압,
천식, 수면장애,
불안
탈진
신체/ 심리적소진
동기상실, 우울
유전적성향
심장박작, 암
부적응적 수습
자기파괴적
행동들
과도한 작업
과잉활동
과식
물질의존
약물
술
담배
음식

이런 자극들은 일회적일 수도 있고 장기적, 만성적인 것일 수도 있다. 일단 그런 자극에서 스트레스 호르몬을 분비한다.

사람이나 동물이나 생존에 필요한 반응들을 한다. 내부적인 호르몬을 분비하고 밖으로는 행동을 한다. 스트레스가 오면 각성을 하고 경계태세를 하고 의도적이지 않게 자율신경계는 자율적으로 반응을 한다.

도망을 가든, 싸움을 하든 동공은 커지고 신체는 경직되고 소화는 멈춘다. 아주 예민해지고 심장박동을 빨라진다. 더 많은 에너지가 필요하다.

물론 이런 위기 상황이 끝나면 이완과 평화 상태로 돌아간다. 이렇게 긴장과 이완이 자연스럽게 잘 돌아가면 우리 신체는 더 잘 작동하고 문제가 없다. 그러나 시상하부에 있는 교감 신경과 부교감 신경의 밸런스는 우리가 그동안 학습의 결과로 많이 왜곡되어 있어서 교정이 필요하다. 자동조정 상태에 있기 때문이다.

스트레스가 오면 도망가거나 싸우거나 하는 자동적인 반응 말고도 우리가 대응할 수 있는 방법은 너무나 많다. 그러나 우리는 그런 방법을 배워본 적이 없다. 우리 스스로 알아내고 찾아가야 한다. 이것을 하는 방법은 순간 순간 깨어 있어서 현재 무슨 일이 일어나는지 알아야 할 것이다.

스트레스가 오면 온다는 사실을 알아야한다. 스트레스를 받고 있다는 것도 의식하지 못하는 경우가 있다. 그렇게 알아차리면 스트레스에 반응하느냐 대응하느냐를 결정할 수 있다. 먼저 지금 이 순간에 깨어 있어야 한다.

지도자가 알아야할 사항

워크북에 나와 있는 반동(reacting) vs 반응(response)에 대한 도해를 훑어본다. 그냥 막연히 강의를 하는 것보다 토의를 유도해 내는 것이 더 좋다. 일상생활에서 스트레스 반응성과 반응을 다르게 하는 것을 선택하는 것의 공통적인 경험에 연결시킨다. 명상 수련과 연결시키고 일상생활에서 마음챙김과 연결시킨다.

수련

30분간 호흡과, 신체 감각 그리고 몸 전체에 집중하면서 정좌 명상 실시

명상 지시문

호흡에 충분히 집중하고 있다고 느껴지면 호흡뿐만 아니라 전 신체에서 느껴지는 감각들까지에도 마음챙김 호흡을 확산시켜 나갑니다. (아랫배로) 호흡을 계속하면서 주의의 초점을 천천히 옮겨, 전 신체의 감각과 이 신체감각들의 양상이 조금씩 바뀌어 나가는 것에 의식을 집중해 나갑니다.

전 신체를 통해 호흡을 하여 전 신체로 느끼게 되면 마치 온몸이 하나가 되어 호흡하는 듯한 느낌을 가지게 될 것입니다.

전 신체를 통해 호흡에 따른 감각이 이리저리 확산되어 나가면서 몸과 맞닿아 있는 바닥, 의자, 방석 부분에서 느껴지는 접촉감뿐만 아니라 발바닥, 무릎 등의 신체 접촉 부분에서 시작되는 촉각, 압각, 통각 그리고 상체의 무게를 지탱하는 엉덩이 부분, 두 손을 올려놓은 무릎 부위, 또는 두 손에서 오는 감각들에 대해서도 마음을 챙겨 나가야 합니다.

이러한 온갖 종류의 감각들에 대한 마음챙김과 함께 호흡이나 몸을 통해 올라오는 다른 감각들에 대해서도 마음챙김하여 이 모든 감각들을 하나로 아울러 볼 수 있도록 의식의 공간을 넓혀 나갑니다.

이때 마음이 호흡이나 신체감각에 대한 집중에서 빠져나가 다른 곳으로 가서 방황하게 될 것입니다. 이것은 너무나 당연한 일이고, 예상되는 자연스러운 일입니다. 이도 어떤 잘못이니 실패도 아닙니다. 의식이 몸에서 나오는 감각들에 집중하지 못하고 방황하고 있다는 것을 알아차릴 때마다 속으로 이렇게 말하십시오. "응.. 이것은 내가 졸지 않고 깨어있다는 증거야", "정말 다행스러운 일이야", "내 마음이 그곳에 가 있었구나", "나는 지금 그런 생각을 하고 있었구나"라고 말하면서 주의의 초점을 호흡과 전 신체 감각 쪽으로 부드럽게 되돌리도록 하십시오.

최선을 다해 할 수 있는 일이란 오직 순간순간 온 몸을 통해 나타나는 감각들에만 주의를 집중하는 것입니다.

앉아 있을 때 등, 무릎, 또는 어깨 부위에서 오는 특정 감각이 지나치게 강하게 느껴질 때가 있을 것입니다. 이때는 지금 나의 의식이 이 감각에 빼앗기고 있구나 하고 느끼면서 호흡이나 신체감각으로 의식이 되돌아오도록 하십시오. 한편 이 때 의식의 초점대상을 감각의 강도가 심한 그곳 신체부위로 옮겨

그 감각의 자세한 양상을 부드럽게 살펴볼 수도 있습니다. 보다 구체적으로 그 감각들은 정확하게 어떤 감각들인가? 어느 부위에서 오는 감각인가? 순간순간 강도가 변화되고 있지는 않은가? 이 부위에서 저 부위로 감각이 옮겨가고 있지는 않는가? 등등을 살펴보는 것입니다.

그러나 이런 것들에 대해 지나치게 꼼꼼하게 살펴보고 의미를 판단하거나 해석하려고 해서는 안됩니다. 이렇게 강한 감각이 나타난 그곳을 살펴본 후에는 당신의 호흡 초점을 그곳으로 데려갈 수도 있습니다. 바디스캔을 연습할 때 했던 것처럼 강한 감각을 느낀 그 부위에 의식을 집중하여 초점을 두고, 그 부위에서 호흡을 계속하는 것입니다.

의식이 신체감각의 강도에 따라 혹은 감각양상에 따라 마음이 순간순간 옮겨가고 있다는 것을 마음챙김 해야 합니다. 이러한 상황이 일어날 때마다 호흡이나 온몸의 감각 쪽으로 의식을 연결하십시오. 이런 방식으로 의식이 다시 연결되면, 의식의 범위는 확대되고 전 신체를 통한 감각으로까지 확대되어 나갈 것입니다.

(지시 없이 시간을 주어서 끝나는 종을 치고 손발을 풀고 나눔을 한다.)

명상후의 나눔예

C 명상 같은 걸 하면, 40분씩 하니까 발이 저리잖아요. 호흡은 온데 간데 없고 발만 저린데, 끝에 가서는 발로 호흡을 하라고 하니까 안 저리더라구요..

G 그것만은 아니다. 아픈 것은 나중에 바디스캔처럼 호흡하고.

C 담배를 피다 안 피워서 그런가 가슴이 아프더라고요.

G 가슴이 아퍼요? 담배를 피워요? 가슴이 아플 때까지 피우면 어떻게 하느냐? 피워야 되는 것은 아니잖아.

C 예전에도 고민이 많아서 피웠는데, 피우니까 더 고민이 많아졌어요. 끊을 때 쉽게 끊었어요. 마음이 편해질래나 하고 피웠는데.

G 왜 피웠는데?

C 조바심. 이것을 하면 좀 빨리 나을래나. 조바심. 좀 그것 때문에 그래. 두 번째 발작후에 나았었어요. 혼자 생각에. 자유로웠죠. 나았는데, ** 에서 제안을 받아서 혹 했어요. 내 주제에. 혹 했어요. 가야겠다고, 가족회의를 했거든요. 십여 년 한 자리를 잡았는데, 내팽개치고 가야 돼야? 애들은 반대했죠. 초등학생들이 반대하더라고요. (웃음) 길어야 4년인데. 학부와 대학원이 전공이 달라요. 애들이 반대하면서 그러면서 고민에 싸이면서 갑자기 힘들었어. 졌어요. 반반이야. 판단을 못해버리니까. 인생에서 새로운 길을 가는 것이니까 결정을 못하고 헤매버리니까.

G 왜? 지금은 .가슴 아파가면서 피울 필요가 어디 있어요?

C 못 끊으니까. 처음 피나고 그러더라구요. 코피 자주 나니까.

G 몸이 반응을 하는데...

C 끓겠죠.

G 몸 전체로 호흡을 하는 것 같다는 거죠?

C 되는 것 같다라는 거죠

B 몸이 앉은 자리가 불편하더라고요. 묘하게 앉은 자리가 불편하더라구요. 떨리는 것도 같고, 또 손가락이 이상하니까, 뭐가 느껴지니까. 손가락이 너무 강렬하니까 손가락이 있는지 모르겠드라구요. 거기에 집중하다가 전체로 하라고 하니까. 따로 호흡 따로 이었는데. 빨리 빨리 돌던 것이 같이 하라고 하니까 편안하고 크게 돈다는 느낌이. 전체적으로 편안해지더라구요. 편안해지면서 여기가 편안해지더라구요. 끝나기 전에는 천천히 돌아서 그런가? 편안해지면서.

C 도사같애(웃음) 손이 뜨거워진 느낌?

B 네. 편안해지면서.

G 손에는 다 열감이 온다. 바이오피드백도 몸을 따뜻하게 하는 것이다.

C 바디스캔할 때도 손이 따뜻해지더라구요.

G 그래서 우리가 열감으로 눈을 뜨게 한다. 더 따뜻하게 하려고 손을 비빈다. 왜 손을 눈에 대는 것 같아요?

C 눈을 갑자기 뜨면 눈 부실까봐..

G 아 그것도 있지만, 눈이 좋아진다고도 합니다.

A 저는 판단하지 말래니까 안 하는데, 잘 안 된 것 같은 그런 느낌. (왜?) 아무 생각 없었어요. 뜨거워진다고 하니까. 그냥 가만히 앉아있었어요. 처음에 오른손이 디스크가 있어서 안 좋기는 해요. 앉아 있는 자세가 그래서인지. 어깨가 여기가 아파서, 아 그 쪽으로 집중을 좀 해야지. 또 인제 발이 저린 거예요. 발이 저리군, 자꾸 호흡하라고 해서 그냥 호흡을 했어요. 발이 저리고 호흡하고.

G 내 감각은 나밖에 몰라요. 느끼는 것이 정답이 아니고, 내가 느끼는 것이 정답이에요. 해보는 것이죠. 바디스캔 하는 것처럼. 결과는 뭘 기대하지 말고. 다른 사람과 비교할 것은 없어요.

A 손이 뜨거워지는 것을 못 느끼다가 그런 이야기를 하니까 나도 따뜻해진 것 같았는데. (웃음) 난 못 느낀 거예요.

G 그래서 나눔을 하는 것이다. 나는 다르다. 의식을 못했을 수도 있어요. 나만 내 느낌을 알아요. 신체감각 느낄 때도 한 번 해보는 거죠. 그런 결과를 기대하는 것은 아니라 현혹되지 마세요. 경쟁이 아니다. 있는 방식대로 그러면 됩니다.

A 그렇게 살아서 그런가 봐요. 저게 정답이야. 난 정답을 하지 못할까. 이거다라는 걸 못 잡아요, 나눔을 통해서 그거 그거. 나는 둔한가봐. 그냥 하라고 하면 그냥 멋모르고 하는데 느낌이 이거다라는 것을 못 잡아요. 이런 나눔을 하다가 그래 그거 그거 그렇게 생각하고 그러드러구요.

G 기를 느껴야 되는 것은 아닙니다.

A 나는 둔한가 봐. 그것도 아니에요.

C 잘못되었네.

G 잘못은 아니고.

A 잘 못된 것은 아니래잖아요.

C 실제로 느끼는 사람이 많아요.

G 자연스러운 것이니까. 느낄 수는 있지만. 거기에 집중할 필요가 없어요. 꼭 느껴야 하는 것은 아니다. 혹하는 것이지요. 느껴지면 느끼지만 느껴야 하는 것은 아니다. 해야 되는 것은 없다.

C 이상한 사람들 되게 많아요. 예민한 사람들은 느끼더라구요. 좌골 신

경통을 스커트로 나왔다. 사는 것이 불편하다고 하더라고요. 일상생활에서도 힘들다고...

G 예민하면 사는 것이 불편하다. 자기가 피곤하다.

A 진짜 저는 목 디스크 때문에 자면서도 울고 잤어요. 저는 장구 쳐서 나았어요. 저는 장구를 정신없이 치다보니까 나았어요. 어깨 근육을 잡아 보니까. 다 나았어요.

G 이것이 신체감각 느끼기이고. 이제 숙제를 잘 하세요. 이것이 정좌명상 I이고, 이제 걷기 명상을 실습할것입니다.

수련

걷기 명상의 지시문

걷기명상은 걸음걸이를 통해서 지금 이 순간에 마음을 챙김하는 데 큰 도움을 주는 명상입니다. 마음챙겨 걷는다는 것은 일상적인 걸음걸이 그 자체에 마음 챙겨 걷는 것으로서 움직이는 신체에 주의를 집중하는 일종의 '동적' 명상입니다.

마음챙김 걷기 명상에 적용되는 원리는 요가나 태극권 수행과 같이 동작 하나하나에 마음챙기는 수행과 유사한 것입니다.

마음챙김 걷기명상이 일상적인 삶과 보다 깊은 관계를 맺을 수 있도록 하기 위해서는 한가한 들길이나 숲 속의 오솔길에서나 또는 조용한 운동장이나 잔디밭에서 남들이 보지 않을 때, 혼자 수행하면 좋습니다.

또 마음이 몹시 급박해졌거나 급한 사태가 발생했을 때나 불안과 고뇌가 엄습해 왔을 때 정신없이 허둥대거나 서둘러대지 말고 마음챙겨 걸으십시오. 속담에 급할수록 돌아가라는 말이 있듯이 황급한 마음을 지금 이곳에서 알아차림하면, 걸음걸이가 산란한 마음으로부터 집중되고 안정될 수 있을 것입니다. 마음챙김 걷기명상은 공식명상으로, 비공식명상으로도 실시할 수 있습니다. 지시문을 따라 해보십시오.

15분 내지 20분 동안 자연스럽게 걸을 수 있는 장소를 찾습니다. 미리 걷기 명상을 할 길에 대한 계획을 의도를 가지고 세웁니다. 숲 속의 오솔길, 한적한 농촌길이나 해안가 길이면 더욱 좋겠지만, 집안의 마당이나, 거실 같은 곳을 정해도 됩니다. 지금 있는 그곳에서 가능한 장소를 선택해 보십시오.

먼저 길 한 쪽 끝 출발지점에 서서 몸에 주의를 기울여 바디스캔을 해봅니다. 현재 느껴지는 감각을 알아차려 봅니다. 두 손을 뒤로 잡아서 뒷짐을 지면 어깨가 펴져서 좋습니다. 그러나 팔을 그냥 옆에 느슨하게 두거나, 손을 앞으로 잡아서 본인이 편안하면 됩니다.

먼저 지면과 맞닿아 있는 발바닥의 감각에 주의를 집중하십시오. 발과 다리에서 느껴지는 감각을 보다 생생하게 느끼기 위해서 무릎을 약간 앞으로 굽혀보십시오. 그리고 그 감각을 느껴보십시오.

이제 걷기 시작합니다. 먼저 한쪽 발을 천천히 위로 들어 올리면서 시작합니다. 한 발을 들어 올리는 순간 다른 발 종아리에 가해지는 감각을 느껴보십시오. 이렇게 천천히 시작해야만 천천히 걷는 데에 도움이 됩니다. 이 순간 한 쪽 다리를 들어 올려 앞으로 내밀 때 느끼는 감각과 외다리로 서있을 때 몸의 균형을 유지하기 위한 느낌과 조심스럽게 발의 뒤꿈치를 지면에 내려놓을 때에 발과 다리의 감각에만 주의를 집중합니다.

이번에는 이 발에 몸의 무게를 싣고, 다른 쪽 발을 들어 올립니다. 발을 들어 올리고, 앞으로 내밀 때 공중에서 느껴지는 감각, 그리고 외다리로 서있을 때 몸의 균형을 유지하기 위한 뒤뚱거리는 느낌과 발뒤꿈치를 천천히 바닥에 내려놓을 때 느껴지는 촉감, 그리고 이어서 몸의 몸무게를 옮겨감에 따라 종아리에서 전해오는 느낌들을 알아차림 합니다.

이런 식으로 계속하여 한 걸음, 한 걸음 걸으면서 공중에 다리를 들어 올렸을 때의 느낌과 발을 바닥에 내려놓았을 때의 느낌을 알아차림 합니다.

이렇게 천천히 걸어가는 동안 드는 생각, 주변에서 나는 소리 또는 그 밖의 다른 원인으로 인해서 마음이 산란하여 걸을 때는, 멈추어서 다리 각각으로 돌아 오십이오. 그리고 신체감각을 알아차리는 데서 벗어나는지 살핍니다. 잡념이 생겼을 때는 발바닥이 지면에 닿는 느낌을 닻으로 삼아 계속 걷습니다. 이렇게 걸으면서 공중에 다리를 들었을 때의 느낌과 발을 바닥에 내려놓을 때의 느낌을 알아차림 하십시오.

이런 식으로 천천히 한 걸음, 한 걸음 옮기면서 목표로 한 길의 끝까지 천천히 걸어갑니다. 목표지점에 도착하면 걸음을 멈추십시오. 목표지점에 도착하면 갑자기 걸음을 멈추지 마십시오. 멈추어 서는 것에 대해서도 마음 챙겨 섭니다.

당신의 몸에 주의를 기울여 보십시오. 더 많이 움직이고 싶은 충동이나 다시 되돌아가거나 다시 더 많이 걷고 싶어 하는 마음이 생기는지 살펴봅니다. 움직이려는 의도가 자동적인 움직임보다 먼저 생기는지 주목하고, 준비가 되었으면 되돌아서서 잠시 쉽니다. 몸과 발의 감각에 주목한 후 다시 첫 발을 딛는 것이 어떤 느낌인지 주의 깊게 살펴봅니다.

이런 식으로 15분 내지 20분 동안 걷기 명상을 합니다. 걸을 때 일어나는 모든 감각과 느낌을 관찰하십시오.

생각, 소리, 혹은 그 밖의 다른 것으로 인하여 마음이 산만해지면 걷기를 멈추고, 다시 다리의 감각으로 돌아와서 걷기를 다시 시작합니다. 집중을 방해하는 일을 알아차리고, 깨어있는 마음으로 되돌아온 후, 부드럽게 걷고 있는 발로 초점을 돌리고 다시 걸으십시오.

처음에는 아주 느린 속도로 시작하지만, 좀 더 익숙해지면 정상적인 걸음 속도나 그 이상으로도 해볼 수 있습니다..... 기분이 상해있거나 초조할 경우에는 좀 더 빠른 속도로 걷고, 집중이 잘 되고 순간에 존재할 수 있게 되면 속도를 늦춥니다.

빨리 걷게 되면 오른발을 앞으로 차고 나갈 때 또는 왼발로 땅을 밟을 때와 같은 어떤 한 가지 동작의 감각에만 초점을 맞춰 걷기가 더 쉬울 것입니다. 많은 감각들 가운데 어떤 한 가지 감각을 빠른 움직임 속에서의 닻으로 삼아 집중의 대상으로 삼고, 마음의 안정을 주는 문장이나 단어를 반복할 수도 있습니다.

처음 걷기 명상 후 나눔

D 짝다리 같아요.

G 다 짝다리에요!

C 그전에 어디에 갔다 왔다고 했잖아요. .

A 물붓기는 기억나요.

C 마지막 상담할 때, 자네에게는 걷기 명상이 맞는 것 같다고. 딴 생각 안 나고 걷기만 해서. 엉덩이 아프다. 홀연히 사라지고...

G 요가나 걷기는 다른 생각을 덜 한다는 거지. 걷기 명상만 할 수도 없잖아요. 걷기 명상이 맞다고 해도.

C 사무실에 큰 책상이 있어요. 점심 먹고 해요. 바디스캔이 재미있더라고요. 오디오 틀어놓고 하니까 잠은 안 와요.

G 점심 먹고 해도 잠이 안 오면 깨어 있다고 하는 것이죠. 걷기 명상은 다른 곳에서 안 해본 건데.

C 천천히 걸으라고 발끝에 감각을 느끼면서 천천히 걸어라. 그런데 죄지은 느낌으로 고개 처박고, 다 그렇게 걷드라구요. (웃음)

A 산길을 맨발로 걸어요?

C 네, 호흡을 알려주는 것은 여기가 처음이에요. (웃음) 들고 나가고 감각 느껴라.

G 명상할 때는 똑같다. 처음에는 호흡 안 했는데 호흡하니까 훨씬 집중을 잘 해요. 확실히 집중을 잘 해요.

C 건방진 말씀인데. 호흡 하면서 걷기를 해봤어요. 호흡 하면서 걷기 명상을 넣었어요. 시키면 나 못하는데. 겁이 나더라고요. 나보고 하라면 큰일인데. 열심히 배워야.

G 청출어람이네. (웃음)

언제냐? 종일 명상에서 crazy walking을 하면서 더 배우고 하면 돼요. 히트칠 거에요. 괜찮아요.

B 전 모르죠. 다른 곳에서는 안 해봐서. (웃음)

G 지금 보면 이미 자세가 너무 긴장을 한 자세잖아요. 나중에 이야기하려고, 긴장을 풀고 해보세요. 자세가 긴장을 한 자세였어요.

C 다리가 아파서 태극권하면서 한 거예요.

G 어깨만 뒤로 돌려도 좋아요. 긴장을 하면 다른 것이다. 주의 집중하니까 연습을 해보세요. 배웠나니까 배운 내로 하시만, 사유롭게 놓고 자연스럽게 하고 해보세요. 명상은 좀 다른 것이니까. 본인이 해보고.

A 걷기 명상은 호흡하느라고.

G 그냥 해보세요. 호흡이 주가 아니니까.

A 바닥이 시원하니까 시원해서 좋았고, 호흡도 편안했구요.

homework
04

4주차 숙제

마무리

20분 정좌명상 후 숙제 설명을 한다.

숙제

- 요가와 정좌명상을 번갈아 1주일에 6회 이상
- 감각, 몸 전체를 하나로 생각하며 정좌 명상 하루에 20분 실시
- 워크북 : 유쾌한 사건과 불쾌한 사건을 적어오기
- 그 주에 어떤 방식으로 스트레스 반응을 바꾸려고 하지 않고, 스트레스 반응에 대해 알아차린다.
- 막혀 있다는 느낌을 알아차리기
- 장애, 무감각, 순간에 정지된 것을 이번 주에 일어날 때 그 순간을 알아차리기

4주차	년 월 일 요일	이름 :	수련 일차

수련시간 : : – : (분)
수련형식 : 정좌명상 ☐ 바디스캔 ☐ 걷기명상 ☐
하타요가 ☐ 호흡명상 ☐ 먹기명상 ☐

1. 실습 동안 심리적으로 느낀 점을 기술하시오

2. 실습 동안 신체적으로 느낀 점을 기술하시오

3. 명상수련 도중 자신의 신체에 통증 부위가 있으면 ▩ 하십시오.

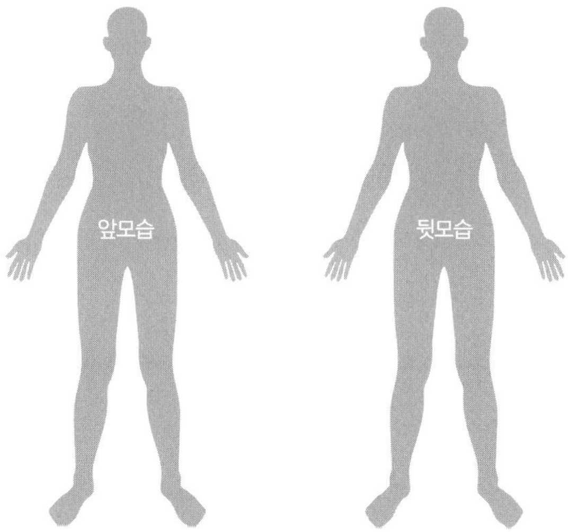

4. 질문이나 feedback 받고 싶은 내용을 기입하십시오.

● 즐거운 경험 일지

※ 하루 생활 가운데 어떤 유쾌한 사건이 발생되었을 때 이를 주목한 후 다음 사건 기록지에 비교적 상세하게 경험한 내용을 기입하시오.

a. 어떤 즐거운 사건을 경험하였나?

b. 사건이 일어나는 동안 즐거운 감정을 알아차렸는가?

c. 사건을 경험하는 동안 신체가 느낀 감각을 자세히 기록해 보라.

d. 사건이 일어나는 동안 느낀 기분, 느낌, 그리고 생각은 무엇이었는가?

e. 지금 이것을 쓰고 있는 당신의 현재 심정은?

● 불쾌한 사건 경험 일지

※ 하루 생활 가운데 어떤 불쾌한 사건이 발생되었을 때 이를 주목한 후 다음 사건 기록지에 비교적 상세하게 경험한 내용을 기입하시오.

a. 어떤 불쾌한 사건을 경험하였나?

b. 사건이 일어나는 동안 불쾌한 감정을 알아차렸는가?

c. 사건을 경험하는 동안 신체가 느낀 감각을 자세히 기록해 보라.

d. 이 사건이 일어나는 동안 느낀 기분, 느낌, 그리고 생각은 무엇이었는가?

e. 지금 이것을 쓰고 있는 당신의 현재 심정은?

4주차	년　　월　　일　　요일	이름 :	수련　　일차

수련시간 :　　　:　　–　　:　　(　　분)

수련형식 : 정좌명상 □　　바디스캔 □　　걷기명상 □
　　　　　하타요가 □　　호흡명상 □　　먹기명상 □

1. 실습 동안 심리적으로 느낀 점을 기술하시오

2. 실습 동안 신체적으로 느낀 점을 기술하시오

3. 명상수련 도중 자신의 신체에 통증 부위가 있으면 ▩ 하십시오.

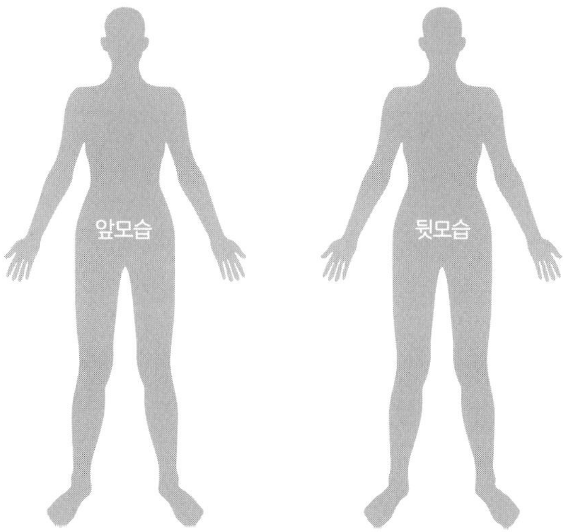

4. 질문이나 feedback 받고 싶은 내용을 기입하십시오.

● 즐거운 경험 일지

※ 하루 생활 가운데 어떤 유쾌한 사건이 발생되었을 때 이를 주목한 후 다음 사건 기록지에 비교적 상세하게 경험한 내용을 기입하시오.

a. 어떤 즐거운 사건을 경험하였나?

b. 사건이 일어나는 동안 즐거운 감정을 알아차렸는가?

c. 사건을 경험하는 동안 신체가 느낀 감각을 자세히 기록해 보라.

d. 사건이 일어나는 동안 느낀 기분, 느낌, 그리고 생각은 무엇이었는가?

e. 지금 이것을 쓰고 있는 당신의 현재 심정은?

● 불쾌한 사건 경험 일지

※ 하루 생활 가운데 어떤 불쾌한 사건이 발생되었을 때 이를 주목한 후 다음 사건 기록지에 비교적 상세하게 경험한 내용을 기입하시오.

a. 어떤 불쾌한 사건을 경험하였나?

b. 사건이 일어나는 동안 불쾌한 감정을 알아차렸는가?

c. 사건을 경험하는 동안 신체가 느낀 감각을 자세히 기록해 보라.

d. 이 사건이 일어나는 동안 느낀 기분, 느낌, 그리고 생각은 무엇이었는가?

e. 지금 이것을 쓰고 있는 당신의 현재 심정은?

4주차	년 월 일 요일	이름 :	수련 일차

수련시간 : : – : (분)

수련형식 : 정좌명상 □ 바디스캔 □ 걷기명상 □
하타요가 □ 호흡명상 □ 먹기명상 □

1. 실습 동안 심리적으로 느낀 점을 기술하시오

2. 실습 동안 신체적으로 느낀 점을 기술하시오

3. 명상수련 도중 자신의 신체에 통증 부위가 있으면 ▩ 하십시오.

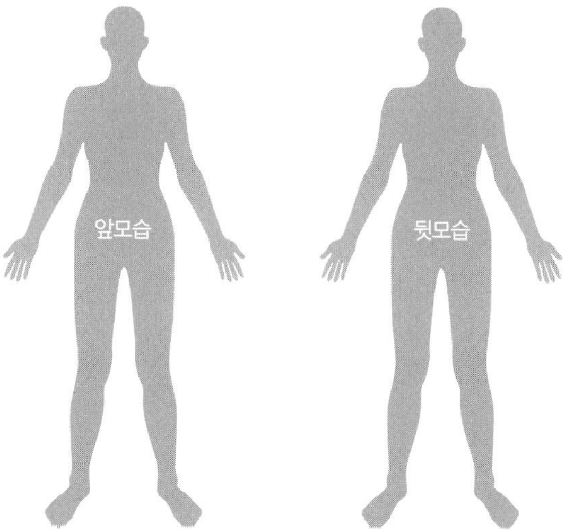

4. 질문이나 feedback 받고 싶은 내용을 기입하십시오.

● 즐거운 경험 일지

※ 하루 생활 가운데 어떤 유쾌한 사건이 발생되었을 때 이를 주목한 후 다음 사건 기록지에 비교적 상세하게 경험한 내용을 기입하시오.

a. 어떤 즐거운 사건을 경험하였나?

b. 사건이 일어나는 동안 즐거운 감정을 알아차렸는가?

c. 사건을 경험하는 동안 신체가 느낀 감각을 자세히 기록해 보라.

d. 사건이 일어나는 동안 느낀 기분, 느낌, 그리고 생각은 무엇이었는가?

e. 지금 이것을 쓰고 있는 당신의 현재 심정은?

● 불쾌한 사건 경험 일지

※ 하루 생활 가운데 어떤 불쾌한 사건이 발생되었을 때 이를 주목한 후 다음 사건 기록지에 비교적 상세하게 경험한 내용을 기입하시오.

a. 어떤 불쾌한 사건을 경험하였나?

b. 사건이 일어나는 동안 불쾌한 감정을 알아차렸는가?

c. 사건을 경험하는 동안 신체가 느낀 감각을 자세히 기록해 보라.

d. 이 사건이 일어나는 동안 느낀 기분, 느낌, 그리고 생각은 무엇이었는가?

e. 지금 이것을 쓰고 있는 당신의 현재 심정은?

4주차	년 월 일 요일	이름 :	수련 일차

수련시간 : : – : (분)

수련형식 : 정좌명상 □ 바디스캔 □ 걷기명상 □
하타요가 □ 호흡명상 □ 먹기명상 □

1. 실습 동안 심리적으로 느낀 점을 기술하시오

2. 실습 동안 신체적으로 느낀 점을 기술하시오

3. 명상수련 도중 자신의 신체에 통증 부위가 있으면 ▩ 하십시오.

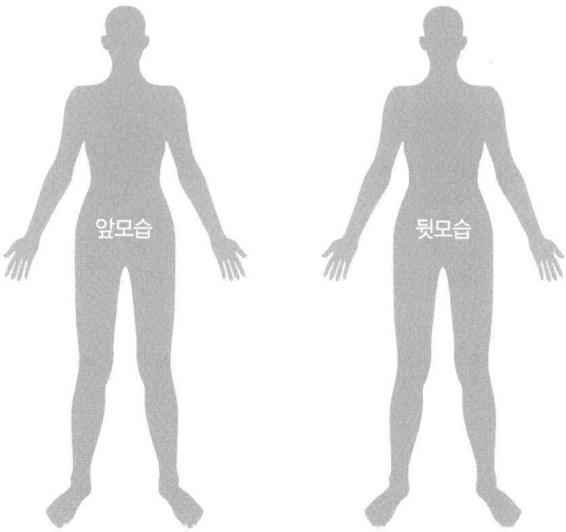

4. 질문이나 feedback 받고 싶은 내용을 기입하십시오.

● 즐거운 경험 일지

※ 하루 생활 가운데 어떤 유쾌한 사건이 발생되었을 때 이를 주목한 후 다음 사건 기록지에 비교적 상세하게 경험한 내용을 기입하시오.

a. 어떤 즐거운 사건을 경험하였나?

b. 사건이 일어나는 동안 즐거운 감정을 알아차렸는가?

c. 사건을 경험하는 동안 신체가 느낀 감각을 자세히 기록해 보라.

d. 사건이 일어나는 동안 느낀 기분, 느낌, 그리고 생각은 무엇이었는가?

e. 지금 이것을 쓰고 있는 당신의 현재 심정은?

● 불쾌한 사건 경험 일지

※ 하루 생활 가운데 어떤 불쾌한 사건이 발생되었을 때 이를 주목한 후 다음 사건 기록지에 비교적 상세하게 경험한 내용을 기입하시오.

a. 어떤 불쾌한 사건을 경험하였나?

b. 사건이 일어나는 동안 불쾌한 감정을 알아차렸는가?

c. 사건을 경험하는 동안 신체가 느낀 감각을 자세히 기록해 보라.

d. 이 사건이 일어나는 동안 느낀 기분, 느낌, 그리고 생각은 무엇이었는가?

e. 지금 이것을 쓰고 있는 당신의 현재 심정은?

4주차	년 월 일 요일	이름 :	수련 일차

수련시간 : : – : (분)

수련형식 : 정좌명상 ☐ 바디스캔 ☐ 걷기명상 ☐
하타요가 ☐ 호흡명상 ☐ 먹기명상 ☐

1. 실습 동안 심리적으로 느낀 점을 기술하시오

2. 실습 동안 신체적으로 느낀 점을 기술하시오

3. 명상수련 도중 자신의 신체에 통증 부위가 있으면 ▩ 하십시오.

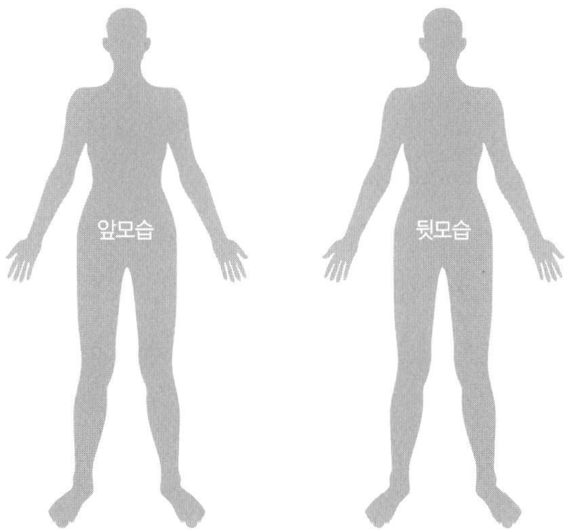

4. 질문이나 feedback 받고 싶은 내용을 기입하십시오.

● 즐거운 경험 일지

※ 하루 생활 가운데 어떤 유쾌한 사건이 발생되었을 때 이를 주목한 후 다음 사건 기록지에 비교적 상세하게 경험한 내용을 기입하시오.

a. 어떤 즐거운 사건을 경험하였나?

....

b. 사건이 일어나는 동안 즐거운 감정을 알아차렸는가?

....

c. 사건을 경험하는 동안 신체가 느낀 감각을 자세히 기록해 보라.

....

d. 사건이 일어나는 동안 느낀 기분, 느낌, 그리고 생각은 무엇이었는가?

....

e. 지금 이것을 쓰고 있는 당신의 현재 심정은?

....

● 불쾌한 사건 경험 일지

※ 하루 생활 가운데 어떤 불쾌한 사건이 발생되었을 때 이를 주목한 후 다음 사건 기록지에 비교적 상세하게 경험한 내용을 기입하시오.

a. 어떤 불쾌한 사건을 경험하였나?

....

b. 사건이 일어나는 동안 불쾌한 감정을 알아차렸는가?

....

c. 사건을 경험하는 동안 신체가 느낀 감각을 자세히 기록해 보라.

....

d. 이 사건이 일어나는 동안 느낀 기분, 느낌, 그리고 생각은 무엇이었는가?

....

e. 지금 이것을 쓰고 있는 당신의 현재 심정은?

....

4주차	년 월 일 요일	이름 :	수련 일차

수련시간 : : – : (분)

수련형식 : 정좌명상 ☐ 바디스캔 ☐ 걷기명상 ☐
하타요가 ☐ 호흡명상 ☐ 먹기명상 ☐

1. 실습 동안 심리적으로 느낀 점을 기술하시오

2. 실습 동안 신체적으로 느낀 점을 기술하시오

3. 명상수련 도중 자신의 신체에 통증 부위가 있으면 ▩ 하십시오.

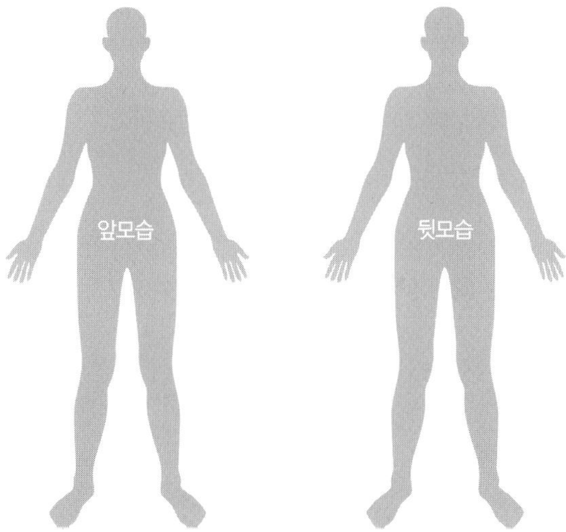

4. 질문이나 feedback 받고 싶은 내용을 기입하십시오.

● 즐거운 경험 일지

※ 하루 생활 가운데 어떤 유쾌한 사건이 발생되었을 때 이를 주목한 후 다음 사건 기록지에 비교적 상세하게 경험한 내용을 기입하시오.

a. 어떤 즐거운 사건을 경험하였나?

....

b. 사건이 일어나는 동안 즐거운 감정을 알아차렸는가?

....

c. 사건을 경험하는 동안 신체가 느낀 감각을 자세히 기록해 보라.

....

d. 사건이 일어나는 동안 느낀 기분, 느낌, 그리고 생각은 무엇이었는가?

....

e. 지금 이것을 쓰고 있는 당신의 현재 심정은?

....

● 불쾌한 사건 경험 일지

※ 하루 생활 가운데 어떤 불쾌한 사건이 발생되었을 때 이를 주목한 후 다음 사건 기록지에 비교적 상세하게 경험한 내용을 기입하시오.

a. 어떤 불쾌한 사건을 경험하였나?

....

b. 사건이 일어나는 동안 불쾌한 감정을 알아차렸는가?

....

c. 사건을 경험하는 동안 신체가 느낀 감각을 자세히 기록해 보라.

....

d. 이 사건이 일어나는 동안 느낀 기분, 느낌, 그리고 생각은 무엇이었는가?

....

e. 지금 이것을 쓰고 있는 당신의 현재 심정은?

....

4주차	년 월 일 요일	이름 :	수련 일차

수련시간 : : – : (분)

수련형식 : 정좌명상 ☐ 바디스캔 ☐ 걷기명상 ☐
하타요가 ☐ 호흡명상 ☐ 먹기명상 ☐

1. 실습 동안 심리적으로 느낀 점을 기술하시오

2. 실습 동안 신체적으로 느낀 점을 기술하시오

3. 명상수련 도중 자신의 신체에 통증 부위가 있으면 ▩ 하십시오.

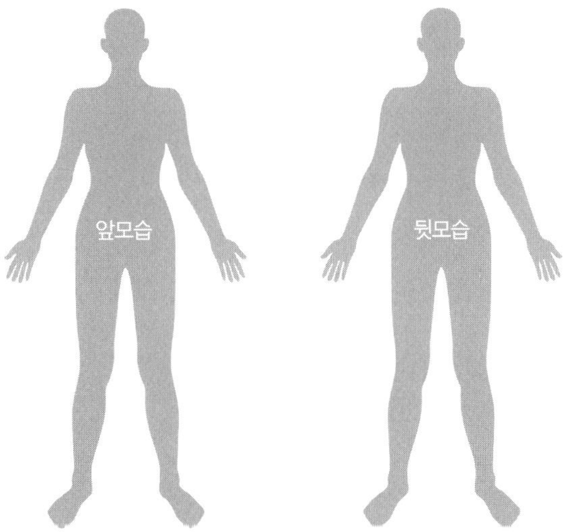

4. 질문이나 feedback 받고 싶은 내용을 기입하십시오.

● 즐거운 경험 일지

※ 하루 생활 가운데 어떤 유쾌한 사건이 발생되었을 때 이를 주목한 후 다음 사건 기록지에 비교적 상세하게 경험한 내용을 기입하시오.

a. 어떤 즐거운 사건을 경험하였나?

b. 사건이 일어나는 동안 즐거운 감정을 알아차렸는가?

c. 사건을 경험하는 동안 신체가 느낀 감각을 자세히 기록해 보라.

d. 사건이 일어나는 동안 느낀 기분, 느낌, 그리고 생각은 무엇이었는가?

e. 지금 이것을 쓰고 있는 당신의 현재 심정은?

● 불쾌한 사건 경험 일지

※ 하루 생활 가운데 어떤 불쾌한 사건이 발생되었을 때 이를 주목한 후 다음 사건 기록지에 비교적 상세하게 경험한 내용을 기입하시오.

a. 어떤 불쾌한 사건을 경험하였나?

b. 사건이 일어나는 동안 불쾌한 감정을 알아차렸는가?

c. 사건을 경험하는 동안 신체가 느낀 감각을 자세히 기록해 보라.

d. 이 사건이 일어나는 동안 느낀 기분, 느낌, 그리고 생각은 무엇이었는가?

e. 지금 이것을 쓰고 있는 당신의 현재 심정은?

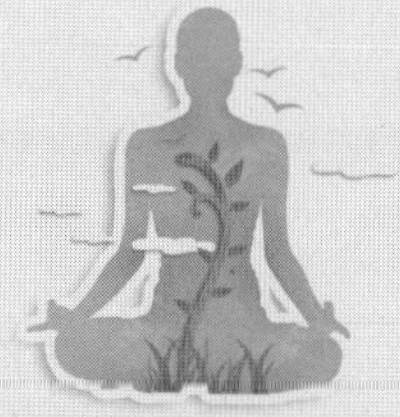

5주차 수업

중간 점검 및 스트레스에 대응하기

✓ 준비물

지도자가 준비할 것들

소리를 내서 시작 끝을 알릴 수 있는 소리 나는 종이나 악기.

수련생들이 준비할 것들

편안한 복장, 누울 때나 앉아 있을 때 사용할 수 있는 매트나 방석을 준비한다.

✓ 노트

오늘은 이 프로그램의 절반이 끝나는 날이다. 지금까지 프로그램이 어땠는지 토의해 본다.
잠시 수업을 멈추고 전체적인 평가를 해 본다.
예를 들어, 나는 배우고 성장하고 변화하고 있는가?
나는 어디에 있는가?
나는 프로그램에 헌신적으로 참여하고 있는가?
나는 이 순간 프로그램에 최선을 다해 참가하고 있는가?
참가자들에게 앞으로도 계속 열심히 이 프로그램에 참여할 의사가 있는지 물어본다(새로운 시작).
성장은 비선형이라는 점을 언급한다.
참가자들은 지금까지의 수업 경험을 바탕으로 나머지 프로그램에 대한 기대는 내려놓아라. 그냥 수련해야 하고, 매 순간을 새로운 시작으로, 온전히 참여하고 온전히 살아있는 새로운 기회로 삼아라.

Chapter 05

5주차 수업 : 중간 점검 및 스트레스에 대응하기

지난주 나눔

G 지난번에 나눔할 때 이야기했지만 신체 감각 적은 것 숙제내시고, 오늘은 프로그램을 반절하고 다시 시작하는 날입니다. 프로그램을 반절 한 것에 대한 종합 평가와 새로운 각오를 이야기해 보세요. 지금 딱 반절 지났어요. 각자. 각오는 어떻고,

C 저는 굉장히 도움이 많이 되었어요. 참선하면서 망상이 들면 가만히 있어라, 그것이 무엇인지 답을 못 얻었었는데, 그것의 의문점도 풀었고, 판단하지마라. 첫 수업에서 들었을 때 아 이것이구나.
망상이 들어오면 계속 시시비비 가리고 스스로 괜찮을 거라고, 차츰 걷어진다는 느낌을 받아요. 지난 주 토요일에서 오늘 까지 많이 자유로워졌어요. 판단하는 데서 많이 빠져나왔구요.

G 자각하고 알아차리는 것이 그 다음은 선택이다. 판단하고 있구나. 망상에 빠져 있구나. 있는 그대로.

C 판단하지 않고 보니까 생각에 빠지지 않고, 계속하다 보니까 자신감이 생겼어요. 앞으로 삶이 바뀌겠구나.

G 기대하지 마세요. 기대를 하게 되면 너무 애쓰게 된다. 지금쯤 선향적이지 직선적으로 가는 것이 아니다. 내려놓으세요.

C 알겠어요. (모두 웃음)

G 열심히 하실 거에요?

C 그럼요. 오디오 틀다가 자가지고, 교수님 말씀이 자장가 같애서 (웃

음) 자극이 단조로움이 자장가이다. 자장가인 것 맞아요.
다른 분이 사무실에 와서 자기 낫게 해달라고.

G 다른 사람이 보면 변화를 안다. 편안해졌다. 얼굴 표정도 좋아졌다.

C ** 오셔서 작년에는 불안해 보였는데 지금은 편안한 모습이라고 하셨어요. 앞으로 열심히 해야겠다. 출근할 때도 오디오 들어요.

G 그것 하면 졸지 않아요? 졸음 운전(웃음)

C 졸지 않아요.

B 제가 이렇게 집중력이 있는 줄 몰랐어요. 10년 동안 다른 사람에게만. 단순해지니까 나에게 이렇게 집중력이. 몸이 피곤하니까 오만가지 생각이 상황에 따라서 달라지는구나. 내가 집중력이 있다는 것을 알았기 때문에, 이유까지는 모르겠는데.

G 통증은?

B 있다 없다 계속 그러는 것 같아요. 긴장을 갑자기 하면.

G 일은 많이 해서도 있지만, 왜 불편한지 바라보시는 것이.

A 저는 단순해지는 느낌? 생각이 없이 사는 것처럼. 생각이 많이 없어졌어요. 조급해지 않고, 잡생각 안하고, 좋아지겠지. 생각이 없어져요. 제 표현이 세련되지 못해서 그냥 편안해요. 명상을 하긴 했지만 여러가지 생각 많이 안하고, 유쾌한 사건은 적어놨는데, 불쾌한 사건이 없어요. 적질 못했어요. 딸하고도, 제가 특별히 뭐 한 것은 없어요. 일주일 좋아졌는데 갑자기, 갑자기인가요? 보들보들해진 느낌, 그렇게 변화되드라구요. 특별히 편하려고 하는 것은 없고, 편안하고 단순해지고 그런 것 같아요.

G 힘들고 그런 것은 없었어요?

A 메르스 때문에 휴교를 했어요. (설명) 오늘도 청소를 하고, 병원에 가

지 마라. 우리가 건강해야. 여기 오면서도 걱정을 하고, 도움이 되니까 따로 환자를 만나는 것 아니지? 스스로 위안을 하면서 왔어요.

C 전에는 호흡하는데 불편했었는데, 내뱉을 때 결렸어요. 부드럽게 안 뱉어 졌어요. 2주 전부터 부드러워졌어요.

G 내쉬는 숨을 편안하고 길게 하면 들이쉬는 숨은 자연스럽게 잘 된다. 내쉴 때 충분히 하는 것이... 내 쉬는 만큼 들이쉬니까. 어떤 것이 더 편한지 해보세요. 호흡 자체를 오히려 내쉬는 숨에서 충분히 하는 것이 혼자 해보시면 좋을 것 같아요.

불쾌한 사건은 대화에서 많이 일어난다. 내 주장을 하는가? 수동적인가, 공격적인가? 내 행동을 잘 보셔요. 더 자세하게. 숙제!

A 명상을 앉아서도 하고 누워서도 하고, 일요일에 산을 갔어요. 명상 음악을 틀어놓고 갔어요. 저는 워낙 걸음도 느리고, 명상 음악 틀어놓고 가니까 더 편안하게 더 잘 올라갔고, 등산에도 멋네! 그렇게도 명상이 되나요?

G 오늘 걷기 명상을 다시 합시다.

D 불편하죠. 메르스 때문에 2주간은 편안하지 않을까.

A 학교가 난리에요. 전 직원 모여서 난리에요. 행사는 전부 취소되었어. 다 취소해버리고, 민방위도 오지 말라고. 외부 강사도 전부.

G 불쾌한 사건은?

C 예전부터 계약 갱신하는 것 있거든요. 갱신할 때마다 조건이 바뀌었어요. 한 두달 싸우면서 그래왔거든요. 작년은 3개월 동안 이번에도 어김없이 계약 조건 때문에도 필요없이. 작년처럼 스트레스를 받지 않았어요. 안 하면 말고, 2-3일 정도. 곧 계약해요.

G 많이 빨라졌네.

C 아, 내가 스트레스를 받고 있구나. 점검을 해서 애가 어떻게 생각하는가? 점검을 해보는 것도 좋다. 제가 그 형을 무서워하거든요. 많이 맞고 커서. 좋은 관계는 아닌데. 스트레스를 많이 받았다.

G 유쾌한 사건을 적은 것이 중요하다. 나중에 스트레스 받을 때 힘이 된다. 치유적으로 사용할 수가 있다. 자산이 많은 거다. 재미있고 좋고 그런 사건이 많을수록 그런 기억이 있을 때 용서하고 받아들일 수도 있다고 하는. 학습이 되어서 잘 하고 계시고, 앞으로 잘 한다니까.

B 몸이 피곤할 때만 짜증이 났어요.

G 당연하다.

A 기분 나쁘다고 하는 것을 찾다보니까 그럴 수도 있지. 못 찾았어요.

G 그것은 다음 일이고, 신체 감각에 주의해서.

A 별것은 아니고 휴업을 하냐 마느냐 회의를 하는 입장에서 보조교사가 있다. 전교에서 우수한 아이만 있는 곳이라서 보조교사가 없어요. 우리 반에 와서 회의 들어가야 하니까 부탁을 하면 보낼 텐데. 직접 보조교사에게 이야기해서 불쾌했어요. 그럴 수도 있지. 그냥 넘어갔어요. 그냥 그렇게 어릴 수도 그렇지.

G 판단하고 해석하는 것이 아니라. 이야기를 해야지. 그럴 수 있지, 하는 것이 아니라. 스트레스를 받는 것을 알아야. 그 다음 단계가 아니라 판단하기 전 단계를 말한다. 이미 스트레스를 받는 것을 말한다. 어떤 상황인지를 아는 것을 말한다. 그 전단계를 말하는 것이다. 수동적인 대화단계이다.

B 저는 스트레스를 받을 때 이를 악물고 있더라구요. 혀를 빼서 풀었어요. 그런 게 있더라구요. 처음 발견한 것이라서

G 그런 것을 발견해야하는 것이다. 내 신체 감각에 예민해야. 통증이 생

길 수 있다. 내가 스트레스를 느낄 때를 아는 것이다.

A 못 참고 한 적이 있어요. 그러고 나서 엄청 후회했어요.

G 악순환이다. 풍선이 빵빵할 때 조금만 구멍을 내서 조금씩 솔솔 빼내야 한다. 나중에 터지면 나쁜 사람이 된다. (네 그러드라구요.) 신체감각을 그 당시에 어쩐지 보고.

C 저는 아직까지 신체 감각은 잘 못느끼더라구요.

G 그럴 수 있어요. 잘 보세요. (느낌이) 올 겁니다. 잘 보세요. 유쾌한 사건에 너무 몰두해서 불쾌한 사건을 잘 못 보시는데 둘 다 잘 보세요.

명상후의 나눔

[2차 걷기명상]

C 이 생각 저 생각. 발 느낌. 와이프가 뭐라고 했었는데. 가끔 '나 없으면 어떻게 살까' 그런 걱정을 해요. 그 말이 생각이 나고.

A 발에 닿는 느낌을 집중을 하고 걸으면 시원하고 차갑고, 평상시에는 항상 바쁘게 통통 걸으니까 느낌을 받을 수 없는데, 느낌이 새롭고 시원하고 발바닥 볼이 닿는 느낌이 아 이렇구나. 내가 제대로 잘 걷고 있나? 잘 걸어야 할 텐데. 다른 사람들이 잘 걷나 훔쳐 보기도 하고,

G 걷다 보면 손도 따뜻해지고 명상 효과 있어요. 머리가 복잡하면 주문을 외우면서 걸어도 됩니다. 안정이 안 되면 빨리 걷고, 주문을 하면서 걸어도 된다. 안정이 되면 천천히... 편안하게 걸을 수 있도록.

A 속도는?

B 천천히?

G 안정이 될수록 천천히.

A 신발은? (신지요) 등산 갔을 때도.

G 할 수는 있지만 명상을 하기엔 조금... 산길이니까 길도 봐야하고 조심할 것이 많아서. 일상생활에서 할 수도 있지만, 좀 명상으로. 등산은 등산이죠.

A 너무 힘들 때, 잊어버리고 갈 수 있을 것 같아요.

C 과거에는 여기저기 따라 다니면서 이해를 못하고 막 했죠. 막행이라고 해야하나. 그런데 수업 받으면서 그동안 의문스러웠던 것들이 많이 해결이, 해소가 되드라구요. 왜 못할까.

G 안 배웠으니까. 배운 대로 할 수밖에 없다. 전통이 있으니까.

C 명상프로그램을 가보았다. 명상관련해서 강의도 많이 한다. 이해가

안 가는 부분이 있다. 하루에 8시간 앉아 있어요. 아침에 강의가 있고, 오후에 앉아 있고, 일대일 점검하고, 무슨 생각이 들었느냐? 몸은 편해지지만 그러고 끝났어요. 여러 가지 의문을 갖고, 그런데 이 프로그램은 세속적이라고 했잖아요. 참 알아듣기가 더 쉽겠다. 더 맞을 수도 있겠다.

지도자가 알아야할 사항

이번 주에 스트레스 받았던 사건과 그에 따른 반응을 관찰한 것에 대해 이야기한다. 또한, 인생을 바꿀만한 사건과 건강과의 관계에 대해서도 토의해 본다. 건강에 완화시키는 영향을 주는 것으로서 사람들의 삶에서 사건들의 의미의 중요성을 토론한다. Langer와 Rodin의 식물과 함께한 양로원 연구 그리고 통제/관계성의 주제를 인용한다.

주제 스트레스에 대한 반응과 대응: 건강과 질병에 있어 감정적인 반응의 역할.

스트레스에 직면하면 무의식적으로 반응을 하게 된다. 자동조정장치에 매달려 있듯이 반응을 하게 된다. 그러나 일상의 삶에서 스트레스에 대응하는 힘을 의식적으로 함양할 수 있다. 순간순간에 우리의 몸과 호흡에 자각을 하는 것이다. 스트레스를 느끼는 순간, 그리고 그 순간에 자신도 모르게 학습된 방식이 나오려고 하는 바로 그 순간에 몸이 어떻게 느끼는가를 자각하려고 하는 것이다. 내부의 분노나 공포, 상처받는 느낌이 일어나는 것을 자각할 수만 있다면 그대로 지켜본다. 마음챙김 명상은 그 순간에 바로 여기에서 어떻게 적절하게 대응할 것인지를 알려줄 수 있다.

가장 먼저 스트레스를 느끼면 바라보는 연습이 필요하다. 미리 걱정할 필요가 없다. 기꺼이 자각하려는 의지만 있다면 가능한 일이다. 상황을 바꿀 수는 없지만 스트레스라는 상황을 창조적으로 이용하거나 자신을 위한 에너지로 바꿀 수도 있을 것이다.

물론 시작은 이렇게 바라보고 나서 호흡에 주의를 기울이는 것이다. 호흡 자체가 평안함을 가져다주는 효과가 있다. 호흡은 평안과 자각으로 연결시켜서 생각과 느낌을 알게 해준다.

앞에서 9점 과제처럼 어떻게 지각하느냐가 중요하다. 전체적인 맥락에서 다시 보는 것이다. 스트레스가 일어나고 있는 상황에서 무엇이 일어나고 있는지 자각하는 순간 이미 자동적으로 반응하지 않는다는 것은 큰 변화가 일어났다는 말이 된다. 어떤 스트레스 상황에서도 온전히 깨어 있어서 전체 상황의 동합을 볼 수 있으므로 다양한 대안을 가지고 대응할 수 있다.

앞의 그림과 같은 그림에서 다시 보자. 스트레스 순간에 스트레스의 성격과 나의 반응 충동을 이미 자각하고 있으므로 새로운 차원을 맞게 된다. 각성과 감정을 억제할 필요가 없고 몸에서 긴장을 느낀다고 하더라고 그 긴장을 허용한다. 이 순간 그런 느낌을 의식하고 허용함으로써 억압하거나 회피하지 않는다. 바로 이 순간 선택권을 갖게 된다. 이제는 자동적으로 반응하지 않는다.

스트레스 대응은 그 순간의 어떤 것도 자각하는 것을 허용한다는 것이다. 대부분 정서적 각성과 생리적 긴장은 당연하다. 어떻게 다루느냐가 문제이다. 이 순간에 관조하여 조화롭게 대처할 수 있다.

스트레스가 온 순간에 할 수 있는 일은 가장 먼저 그것을 바라보는 연습이 필요하다. 어떤 순간이든 바로 대응하려는 의도를 갖고 바로 자세를 잡는다. 기꺼이 그렇게 하겠다는 의지만 있으면 그런 상황은 자주 온다. 실습을 하는데 기회가 많다.

물론 그렇게 자각하고 시작은 호흡이다. 바로 호흡에 주의를 기울인다. 그 순간을 직면하고 다음 순간을 마음 챙겨 다음 단계를 준비한다. 호흡 자체만으로도 이미 평안함을 제공한다. 이미 앞에서 연습했던 것처럼 경험할 수 있다.

평온함과 순간의 자각에 뿌리를 두면 더욱더 창의적이 되고 새로운 다양한 가능성을 알아내고 문제의 해결책을 찾아낼 수 있게 된다.

이렇게 자신의 에너지가 되어 스트레스는 순풍이 되고 앞으로 갈 수 있는 추진력이 된다.

다음 그림처럼 스트레스를 대응하면 이제는 더 이상 스트레스를 유발하지 않는다. 순간순간의 스트레스에 마음을 챙기면 내부의 긴장을 최소화시키고 거기에 따르는 불쾌도 줄어든다.

스트레스에 반응하는 대신에 대응하기 위해서는 자동조정상태로 가는 반응을 잠깐 멈추는 것이 필요하다.

스트레스의 반응과 대응

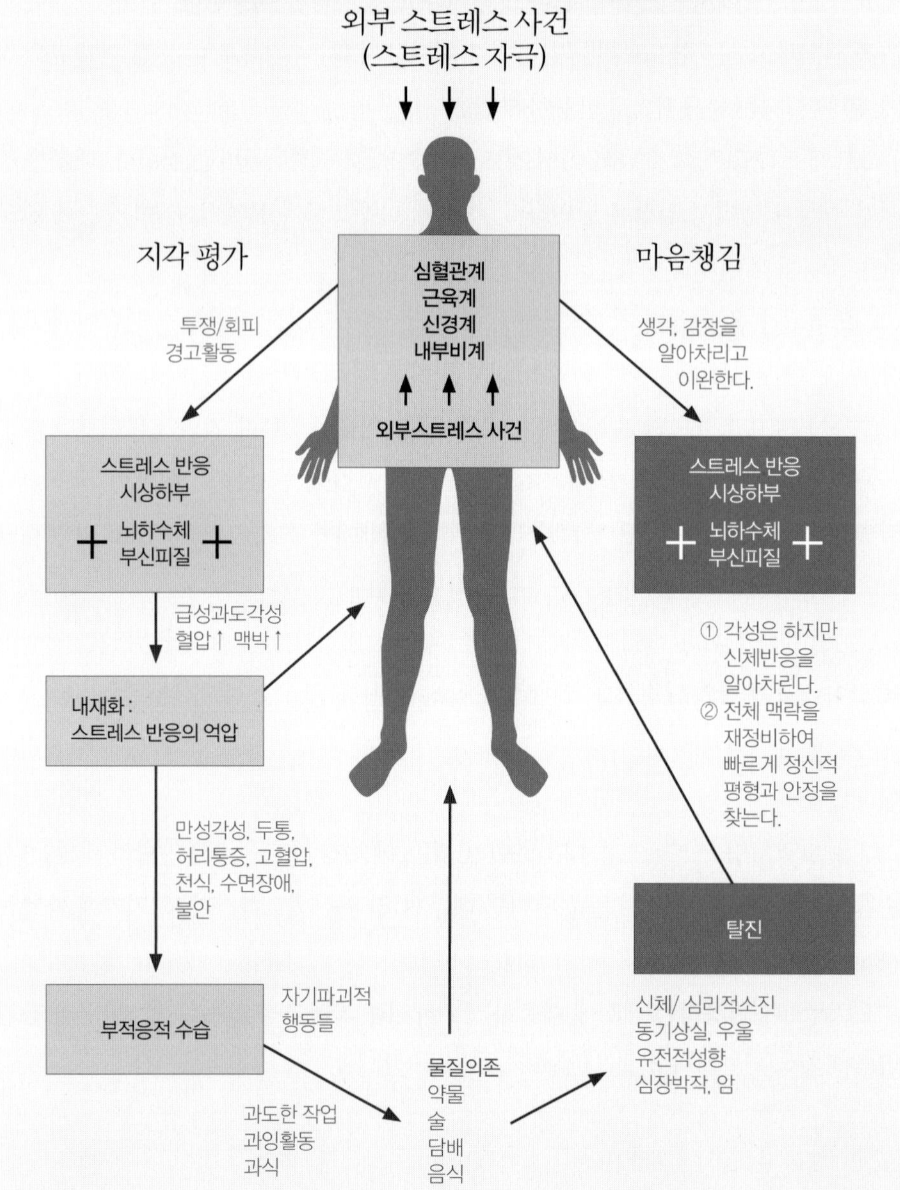
외부 스트레스 사건
(스트레스 자극)
지각 평가
심혈관계
근육계
신경계
내부비계
외부스트레스 사건
마음챙김
투쟁/회피
경고활동
생각, 감정을
알아차리고
이완한다.
스트레스 반응
시상하부
뇌하수체
부신피질
스트레스 반응
시상하부
뇌하수체
부신피질
급성과도각성
혈압↑ 맥박↑
① 각성은 하지만
신체반응을
알아차린다.
② 전체 맥락을
재정비하여
빠르게 정신적
평형과 안정을
찾는다.
내재화 :
스트레스 반응의 억압
만성각성, 두통,
허리통증, 고혈압,
천식, 수면장애,
불안
탈진
부적응적 수습
자기파괴적
행동들
신체/ 심리적소진
동기상실, 우울
유전적성향
심장박작, 암
물질의존
약물
술
담배
음식
과도한 작업
과잉활동
과식

수련

호흡 확장 지시문

호흡 확장 실습은 빨리 지금 이 순간 이곳으로 당신의 마음을 데려오는 것이 중요합니다. 그래서 무엇보다 먼저 해야 할 일은 빨리 올바른 자세를 취하는 것입니다. 즉 허리를 곧게 펴고, 위엄 있게 앉으십시오. 긴장해서, 너무 힘을 주어 자세가 굳어져서는 안 됩니다. 편안하게 이완된 자세로 나라는 존재가 바로 지금 이 순간 이곳에 깨어있다는 모습으로 앉으면 좋습니다.

자, 이제 부드럽게 눈을 감습니다. 편안하게 느껴지면 제일 먼저 해야 할 일은 지금 당신에게 일어나고 있는 일에 대해 마음 챙겨 깨어있어야 합니다. 당신의 마음속에서 지금 일어나고 있는 일에 집중하면, '도대체 지금 나는 무슨 생각을 하고 있지?'라고 자문하게 됩니다. 이때 당신이 할 수 있는 최선의 방법은 마음속에 일어나고 있는 모든 생각을 있는 그대로 바라보고만 있는 것입니다. ....

이번에는 당신의 마음속에 떠오르는 생각들을 살펴본 후 이 순간 그러한 생각과 함께 일어나고 있는 느낌을 관찰합니다. 특히 불쾌한 느낌이나 불편감과 같은 것에 더욱 주목하십시오. 그러한 불쾌한 느낌을 의식 밖으로 밀어내 버리려고 하거나 감추려고 하지 말고, 아 그 감정이 나한테 그렇게 존재하고 있었구나, 이것이 이 순간 내가 갖고 있는 감정이구나! 라고 알아차립니다. 신체의 감각도 같습니다. 이곳에 긴장하고 있구나! 혹은 통증이 있었구나! 그 밖에 어떤 종류의 감각이라도 마찬가지입니다.

그런 감각들이 그곳에 있다는 것을 알아차리고, '내가 지금 어떤 마음상태인가를 알 수 있어 정말 다행이다.' 라고 속으로 말하십시오.

이제 나는 지금 이 순간 나에게 어떤 일이 일어나고 있는가를 알아차렸습니다. 나는 자동 조정상태에 빼앗긴 마음으로부터 빠져 나와 나의 존재로 돌아왔습니다.

다음 단계는 호흡과 같은 단일한 대상에 의식을 집중하는 것입니다. 그러므로 이제 호흡함에 따라 아랫배가 오르고 내리고 하는 데 마음을 모으면 좋습니다..... 순간 순간..... 한 호흡 또 한 호흡 계속 하여 최선을 다해 지켜보십시오.

그리하여 호흡이 몸 안으로 들어올 때와 호흡이 몸 바깥으로 나가는 것을 지켜봅니다. 당신의 의식은 오직 복벽의 움직이는 모습에만 의식을 모으고 있으면 됩니다. 지금 이 순간 오직 호흡에 닻을 내리고 있는 그대로 그냥지켜보십시오.

자, 이번에는 세 번째 단계로 들어갑니다. 아랫배의 움직임에만 집중했던 의식을 좀 더 넓게 확장합니다. 호흡에 의식을 집중하면서 동시에 전 신체의 감각에까지도 의식을 확장시켜나가 의식이 보다 넓게 넓게 다른 신체부위로 확장되어 가는 것을 느낍니다.

어깨, 목, 등 또는 얼굴에서 올라오는 모든 감각들까지 포함해서 전 신체의 감각을 하나의 신체 감각으로 느낍니다. 마치 온몸이 하나로 호흡하는 것으로 느끼십시오. 보다 부드럽게, 보다 넓게 의식하면서.

자, 호흡확장을 마칠 준비가 되었으면 서서히 눈을 뜨고 일상으로 천천히 돌아옵니다.

homework
05

5주차 숙제

M i n d f u l n e s s - B a s e d S t r e s s R e d u c t i o n

마무리

짧은 정좌 명상과 함께 수업 종료.

숙제

- 정좌 명상, 바디스캔과 요가를 번갈아 연습한다.
- 훨씬 더 고요(조용)해서 혼자 더 깊이 수련을 할 수 있다는 점을 강조한다.
- 매일 유쾌한 사건과 불쾌한 사건을 일지에 적기
- 워크북 : 힘들었던 의사소통 일기(communication diary)를 작성한다.
  수동적이고 공격적이고, 주장적인 행동에 대한 전체 섹션을 읽어 온다.
- 의사소통 질문지 풀기
- 순간순간에 대해 지각을 하고, 보다 큰 창의성과 마음챙김에 반응하는 것에 대해 탐구해 보기. 이것을 명상 수련할 때도 적용해 본다.
  지금 이 순간에 대응하기 위한 공간을 여는 것을 실습하라.
  호흡을 이용해 모든 것을 느긋하게 한다.

● 의사소통 일기

날짜 ________년 ________월 ________일

a. 의사소통을 기술하시오. 누구와 무슨 일로 어떤 어려움이 있었나?

b. 당신이 정말로 원하는 것은 무엇이었고, 실제로 얻어 냈는가?

c. 상대가 원하는 것은 무엇이고 상대도 얻어 냈는가?

d. 그 당시와 지금 당신은 어떻게 느끼는가?

e. 이 문제를 해결했는가? 어떻게 해결했는가?

수동적, 주장적, 공격적 행동의 비교

언어적 행동

수동적 Passive	주장적 Assertive	공격적 Aggressive
당신은 원하는 것, 생각하는 것 | 느끼는 것을 말하지 못한다 | 만약에 한다면 자신을 낮추어서 말한다 | 숨겨진 의미를 사과하듯이 말하는 경우가 흔하다 | 애매한 말을 하거나 말을 안 한다 | '응.' '저' 내 말은' '미안한데...' | 다른 사람들이 선택하게 한다.	정직하게 당신이 원하는 것 | 생각하는 것, 느끼는 것을 직접적으로 도움이 되는 방식으로 말을 한다 | 당신 스스로 선택을 한다 | 위트와 유머를 섞어서 의사소통한다 | 당신의 언어는 분명하고 잘 고른 것들이다.	당신이 원하고, 생각하고, 느끼는 것을 다른 사람들을 폐가 되는 방식으로 한다 | '짐이 되는 단어'들을 사용한다 | '너'라는 말에는 단정과 비난이 들어있다 | 위협과 비난으로 가득 차서 윗사람이라는 식이다.

비언어적 행동들

수동적 Passive	주장적 Assertive	공격적 Aggressive
말을 하지 않고 행동을 한다 | 당신은 다른 사람들이 당신이 원하는 것을 알아주길 원한다 | 당신이 말한 것은 당신이 원하는 것 같지가 않다 | 목소리는 약하고, 주저주저하고 힘이 없다 | 단조롭게 속삭인다 | 눈은 다른 곳을 보거나 아래를 본다 | 누가 무슨 말을 하든지 모두 끄덕거린다 | 다른 사람들과 되도록 멀리있다 | 손을 어떻게 할 줄 몰라서 손을 떨거나 끈적거린다 | 당신은 불편해 보이고, 긴장되어 있고, 억지로 있는 것 같다	당신은 주의를 기울여서 듣는다 | 당신의 태도는 조용하고 분명하다 | 당신은 배려와 힘을 보여준다 | 당신의 목소리는 확고하고, 따뜻하고 분명하다 | 당신은 다른 사람을 똑바로 본다 | 노려보는 것이 아니다 | 당신은 다른 사람을 바로 본다 | 당신의 손은 편안하다 | 당신은 머리를 똑바로 세우고 다른 사람들을 향한다 | 당신은 편안해 보인다	당신은 힘을 과장해서 보인다 | 당신은 무례하다. 거만한 분위기이다 | 목소리가 크고, 차거나 긴장되고 요구적이다 | 당신은 '무섭게 침묵한다' | 당신은 눈을 가늘게 뜨고 차가우며 노려본다 | 사람들을 끝가지 캔다 | 독재자 위치이다 | 손을 허리에 놓고 사람들과 약간 떨어져 있다 | 손은 주먹을 쥐거나 손가락으로 남을 지적한다 | 긴장하고 화가 난 것으로 보인다

당신의 명백한 목표와 감정들		
수동적 Passive	주장적 Assertive	공격적 Aggressive
남을 기쁘게 하기 남들이 날 좋아해 주었으면	의사소통하기 존경받기를	지배하거나 굴복시키기

감정		
수동적 Passive	주장적 Assertive	공격적 Aggressive
당신은 불안하고, 무시당했다고 느끼고, 상처받고 남들이 이용했다고 느끼고 나중에는 자신에게 실망한다 | 자주 화가 나고 나중에는 분개한다	자신감이 있고 성공적이다 | 당신 스스로에게 말할 당시나 나중엔 기분이 좋다 | 스스로 잘 조절해서 자존감을 느끼고, 목표 지향적이다	독선적이고, 통제하려 하고 본인이 우월하다고 느낀다 | 때로 당황하고 나중에는 이기적이라고 느낀다

분명한 결말(payoff)		
수동적 Passive	주장적 Assertive	공격적 Aggressive
불쾌한 상황, 갈등, 잠깐의 긴장과 직면을 피하게 된다 | 당신의 선택에 책임을 지려고 하지 않는다	기분이 좋다. 다른 사람들이 존중한다고 느끼고 자신감이 증진한다 | 당신이 자신의 선택을 한다 | 다른 사람들과 관계가 좋아진다 | 신체적인 고통이 거의 없고 앞으로도 없을 것이다 | 자신의 감정을 잘 알고 있다	가슴에 화를 가지고 있게 된다 | 통제했다는 느낌이 있다 | 우월하다고 느낀다

다른 사람들이 자신들의 감정에 대해서

수동적 Passive	주장적 Assertive	공격적 Aggressive
당신은 원하는 것, 생각하는 것 | 느끼는 것을 말하지 못한다 | 만약에 한다면 자신을 낮추어서 말한다. 숨겨진 의미를 사과하듯이 말하는 경우가 흔하다 | 애매한 말을 하거나 말을 안 한다 | '응.' '저' 내 말은' '미안한데...' | 다른 사람들이 선택하게 한다.	정직하게 당신이 원하는 것 | 생각하는 것, 느끼는 것을 직접적으로 도움이 되는 방식으로 말을 한다 | 당신 스스로 선택을 한다 | 위트와 유머를 섞어서 의사소통한다 | 당신의 언어는 분명하고 잘 고른 것들이다.	당신이 원하고, 생각하고, 느끼는 것을 다른 사람들을 폐가 되는 방식으로 한다 | '짐이 되는 단어'들을 사용한다. '너'라는 말에는 단정과 비난이 들어있다 | 위협과 비난으로 가득차서 윗사람이라는 식이다.

비언어적 행동들

수동적 Passive	주장적 Assertive	공격적 Aggressive
사람들은 죄책감, 우월감, 좌절감을 느끼거나 심지어 화가 날 수 있다.	존경받거나 인정받았다고 느낀다 | 자신들을 자유롭게 표현해도 된다고 느낀다.	무시당했고, 멸시당했다고 느끼거나 심지어 상처받는다.

당신에 대한 다른 사람들의 감정

수동적 Passive	주장적 Assertive	공격적 Aggressive
그들은 짜증이 난다 | 당신을 불쌍하게 보거나 무시한다 | 당신 때문에 좌절되고 불쾌하다고 느낀다 | 당신을 존경하지 않는다 | 당신은 상대가 안 되는 사람이고 자기가 설 자리를 모르는 사람이기 때문이다.	보통은 존경하고, 신용하고 인정한다 | 당신이 설 자리를 안다는 것을 안다.	그들은 상처받고, 방어적이되고, 창피하거나 화가 난다 | 당신을 미워하거나 믿지 않고 두려워한다 | 복수하고 싶어 할 수도 있다.

각 유형의 행동에서 나올 법한 결과

수동적 Passive	주장적 Assertive	공격적 Aggressive
당신은 당신이 원하는 것을 얻지 못한다 | 당신 방식을 찾지 못하면 그 방식은 간접적이다 | 당신은 정직하지 못하다고 느낀다 | 당신의 희생으로 다른 사람이 목표를 달성한다 | 당신의 권익은 무시당한다 | 화가 쌓여서 화를 억누르거나 당신보다 약한 사람에게 화를 낼 수 있다 | 우물쭈물하고 침묵 속에서 고통 받고, 마지못해서 일을 하고, 엉성하거나 잊혀지고 있다고 느낄 것이다 | 당신은 조정당한다 | 외로움과 고독이 당신 삶의 부분이 될 수 있다.	당신은 당신이 원하는 것이 합리적이라면 자주 획득할 것이다 | 당신은 자주 목표를 달성할 것이다 | 당신은 자존감을 갖는다 | 기분이 좋다 | 성공–실패(한 사람의 성공이 상대의 실패)에서 성공–성공으로 전환할 것이다 | 결과는 공평한 협상으로 결정된다 | 당신의 권익과 타인의 권익은 존중된다.	당신은 자주 당신이 원하는 것을 얻지만 다른 사람들의 희생으로 이루어진다 | 그들을 선택하여 유치하게 만들어서 그들에게 상처를 준다 | 사람들은 '복수할' 권리가 있다고 느낀다 | 이완하는데 어려움이 증가하고 나중에는 긴장을 푸는 데 어려움이 증가할 것이다.

● 의사소통 질문지

다음 대화에서 자기 주장적이면 AS, 수동적이면 PS, 공격적이면 AG로 답하시오.

[당신이 처할 법한 상황과 당신의 행동]

01 당신은 영화를 보고 있다. 그러나 사람들이 당신 앞에 앉느라고 소리를 내서 당신이 소리를 듣기가 어렵다.

▷ 당신은 자리에 앉아 한숨을 쉬고, 가끔 목을 가다듬는다.

02 회의에서, 한 사람이 당신이 말하고 있는데 자주 말을 가로챈다.

▷ 당신은 그 사람을 보고 강하게 말한다. '미안하지만 내가 하던 말을 끝내고 싶은데요.'

03 당신은 봉급 인상을 원한다.

▷ 당신은 상사의 사무실로 슬그머니 들어간다. 그리고 말한다. '저, 봉급인상을 해주는 것이 분명하다고 생각하지 않나요?'

04 사무실에서 일을 잘 할 수 있게 상사에게 말을 한 적이 있다. 그런데 이것은 좋은 아이디어여서 이것을 하기 위해서 다른 사람을 투입하려고 생각하고 있다고 말한다.

▷ 당신은 허리에 손을 올리고 소리친다. '이것은 내 제안이었습니다. 그 일을 다른 사람에게 주는 것은 참을 수 없습니다.'

05 당신은 혼자서 조용한 밤을 지내려고 한다. 그런데 한 친척이 전화를 해서 아이를 좀 봐달라고 한다.

▷ 조심스럽게 말을 한다. 그러나 확실하게 말한다. '나는 오늘 밤은 일이 있어요. 아이를 봐줄 수가 없네요..'

06 당신이 바쁜데 부모님이나 시부모님이나 장인 장모가 전화를 해서 자기네들을 데리러 오라고 한다.

▷ 큰 소리로 '항상 그렇게 급하게 온다고 하면 어떡해요?' 소리를지른다.

07 사무실에서 동료 두 명이서 잡담을 하고 있다. 일은 쌓여있다. 다른 동료들은 그것을 못마땅해 한다. 당신이 그들의 윗사람이다.

▷ 그 두 사람을 향해서 말한다. '친구랑 이야기를 편하게 하면 시간이 얼마나 빨리 가는지 알지. 일이 산더미 같아요. 잡담은 쉬는 시간을 이용하면 좋겠습니다.'

08 좋은 친구지만 함께 일할 때 항상 늦는다. 몇 주 동안 거기에 대해서는 말을 하지 않았다.

▷ 친구가 도착하자마자 준비한 것처럼 소리를 지른다. '제 시간에 오는 적이 없어요!'

09 매주 모임 시간이 정해지고 있다. 당신에게는 그 시간이 불편하다. 매주 규칙적으로 그 시간을 맞출 수 없는 시간이 정해지고 있다.

▷ 시간에 대해서 질문을 받고, 당신은 아래를 보면서 거의 속삭인다. '다들 좋은 것 같네요. 저는 시간을 맞추어서 올 수는 없을 것 같아요. 다른 사람들이 좋다면 나도 좋아요.'

10 당신이 어떤 집단에서 청일점이거나 홍일점이다. 회의에서 서기를 하라고 한다.

▷ 이번에는 내가 서기를 기꺼이 하겠지만 돌아가면서 했으면 합니다.

정답					
	01. P	02. AS	03. P	04. AG	05. AS
	06. AG	07. AS	08. AG	09. P	10. AS

5주차	년 월 일 요일	이름 :	수련 일차

수련시간 : : – : (분)

수련형식 : 정좌명상 □ 바디스캔 □ 걷기명상 □
하타요가 □ 호흡명상 □ 먹기명상 □

1. 실습 동안 심리적으로 느낀 점을 기술하시오

2. 실습 동안 신체적으로 느낀 점을 기술하시오

3. 명상수련 도중 자신의 신체에 통증 부위가 있으면 ▩ 하십시오.

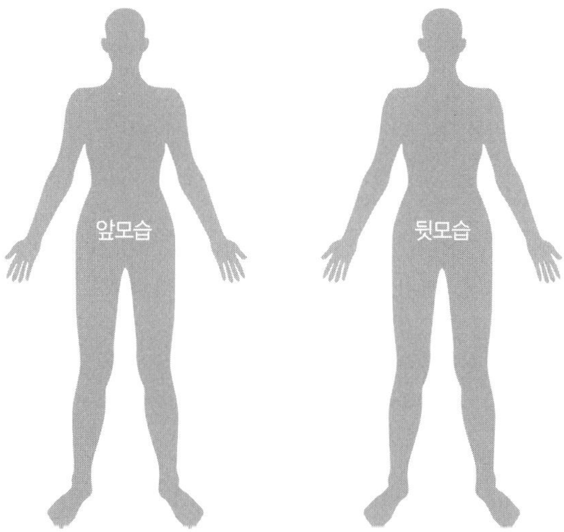

4. 질문이나 feedback 받고 싶은 내용을 기입하십시오.

● 즐거운 경험 일지

※ 하루 생활 가운데 어떤 유쾌한 사건이 발생되었을 때 이를 주목한 후 다음 사건 기록지에 비교적 상세하게 경험한 내용을 기입하시오.

a. 어떤 즐거운 사건을 경험하였나?

b. 사건이 일어나는 동안 즐거운 감정을 알아차렸는가?

c. 사건을 경험하는 동안 신체가 느낀 감각을 자세히 기록해 보라.

d. 사건이 일어나는 동안 느낀 기분, 느낌, 그리고 생각은 무엇이었는가?

e. 지금 이것을 쓰고 있는 당신의 현재 심정은?

● 불쾌한 사건 경험 일지

※ 하루 생활 가운데 어떤 불쾌한 사건이 발생되었을 때 이를 주목한 후 다음 사건 기록지에 비교적 상세하게 경험한 내용을 기입하시오.

a. 어떤 불쾌한 사건을 경험하였나?

b. 사건이 일어나는 동안 불쾌한 감정을 알아차렸는가?

c. 사건을 경험하는 동안 신체가 느낀 감각을 자세히 기록해 보라.

d. 이 사건이 일어나는 동안 느낀 기분, 느낌, 그리고 생각은 무엇이었는가?

e. 지금 이것을 쓰고 있는 당신의 현재 심정은?

5주차	년 월 일 요일	이름 :	수련 일차

수련시간 : : – : (분)

수련형식 : 정좌명상 □ 바디스캔 □ 걷기명상 □
하타요가 □ 호흡명상 □ 먹기명상 □

1. 실습 동안 심리적으로 느낀 점을 기술하시오

2. 실습 동안 신체적으로 느낀 점을 기술하시오

3. 명상수련 도중 자신의 신체에 통증 부위가 있으면 ▩ 하십시오.

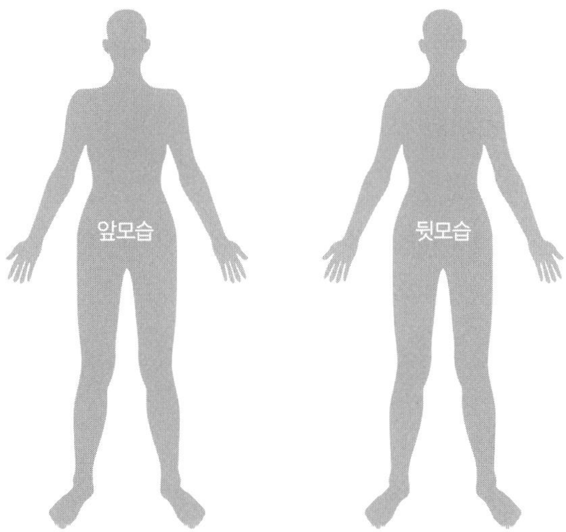

4. 질문이나 feedback 받고 싶은 내용을 기입하십시오.

● 즐거운 경험 일지

※ 하루 생활 가운데 어떤 유쾌한 사건이 발생되었을 때 이를 주목한 후 다음 사건 기록지에 비교적 상세하게 경험한 내용을 기입하시오.

a. 어떤 즐거운 사건을 경험하였나?

b. 사건이 일어나는 동안 즐거운 감정을 알아차렸는가?

c. 사건을 경험하는 동안 신체가 느낀 감각을 자세히 기록해 보라.

d. 사건이 일어나는 동안 느낀 기분, 느낌, 그리고 생각은 무엇이었는가?

e. 지금 이것을 쓰고 있는 당신의 현재 심정은?

● 불쾌한 사건 경험 일지

※ 하루 생활 가운데 어떤 불쾌한 사건이 발생되었을 때 이를 주목한 후 다음 사건 기록지에 비교적 상세하게 경험한 내용을 기입하시오.

a. 어떤 불쾌한 사건을 경험하였나?

b. 사건이 일어나는 동안 불쾌한 감정을 알아차렸는가?

c. 사건을 경험하는 동안 신체가 느낀 감각을 자세히 기록해 보라.

d. 이 사건이 일어나는 동안 느낀 기분, 느낌, 그리고 생각은 무엇이었는가?

e. 지금 이것을 쓰고 있는 당신의 현재 심정은?

5주차	년 월 일 요일	이름 :	수련 일차

수련시간 : : – : (분)

수련형식 : 정좌명상 ☐ 바디스캔 ☐ 걷기명상 ☐
하타요가 ☐ 호흡명상 ☐ 먹기명상 ☐

1. 실습 동안 심리적으로 느낀 점을 기술하시오

2. 실습 동안 신체적으로 느낀 점을 기술하시오

3. 명상수련 도중 자신의 신체에 통증 부위가 있으면 ▩ 하십시오.

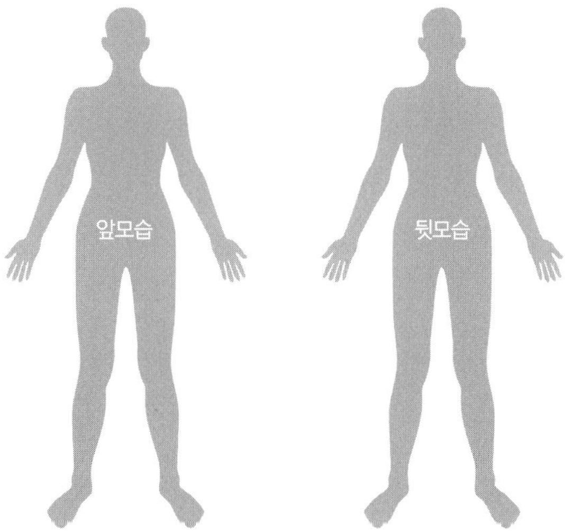

4. 질문이나 feedback 받고 싶은 내용을 기입하십시오.

● 즐거운 경험 일지

※ 하루 생활 가운데 어떤 유쾌한 사건이 발생되었을 때 이를 주목한 후 다음 사건 기록지에 비교적 상세하게 경험한 내용을 기입하시오.

a. 어떤 즐거운 사건을 경험하였나?

b. 사건이 일어나는 동안 즐거운 감정을 알아차렸는가?

c. 사건을 경험하는 동안 신체가 느낀 감각을 자세히 기록해 보라.

d. 사건이 일어나는 동안 느낀 기분, 느낌, 그리고 생각은 무엇이었는가?

e. 지금 이것을 쓰고 있는 당신의 현재 심정은?

● 불쾌한 사건 경험 일지

※ 하루 생활 가운데 어떤 불쾌한 사건이 발생되었을 때 이를 주목한 후 다음 사건 기록지에 비교적 상세하게 경험한 내용을 기입하시오.

a. 어떤 불쾌한 사건을 경험하였나?

b. 사건이 일어나는 동안 불쾌한 감정을 알아차렸는가?

c. 사건을 경험하는 동안 신체가 느낀 감각을 자세히 기록해 보라.

d. 이 사건이 일어나는 동안 느낀 기분, 느낌, 그리고 생각은 무엇이었는가?

e. 지금 이것을 쓰고 있는 당신의 현재 심정은?

5주차	년 월 일 요일	이름 :	수련 일차

수련시간 : : – : (분)

수련형식 : 정좌명상 ☐ 바디스캔 ☐ 걷기명상 ☐
하타요가 ☐ 호흡명상 ☐ 먹기명상 ☐

1. 실습 동안 심리적으로 느낀 점을 기술하시오

2. 실습 동안 신체적으로 느낀 점을 기술하시오

3. 명상수련 도중 자신의 신체에 통증 부위가 있으면 ▩ 하십시오.

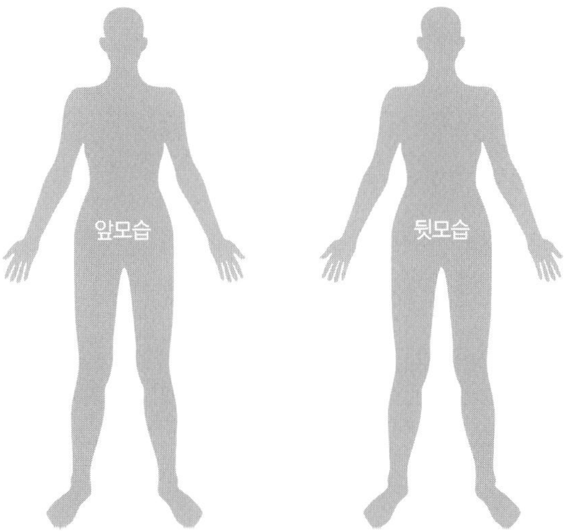

4. 질문이나 feedback 받고 싶은 내용을 기입하십시오.

● 즐거운 경험 일지

※ 하루 생활 가운데 어떤 유쾌한 사건이 발생되었을 때 이를 주목한 후 다음 사건 기록지에 비교적 상세하게 경험한 내용을 기입하시오.

a. 어떤 즐거운 사건을 경험하였나?

b. 사건이 일어나는 동안 즐거운 감정을 알아차렸는가?

c. 사건을 경험하는 동안 신체가 느낀 감각을 자세히 기록해 보라.

d. 사건이 일어나는 동안 느낀 기분, 느낌, 그리고 생각은 무엇이었는가?

e. 지금 이것을 쓰고 있는 당신의 현재 심정은?

● 불쾌한 사건 경험 일지

※ 하루 생활 가운데 어떤 불쾌한 사건이 발생되었을 때 이를 주목한 후 다음 사건 기록지에 비교적 상세하게 경험한 내용을 기입하시오.

a. 어떤 불쾌한 사건을 경험하였나?

b. 사건이 일어나는 동안 불쾌한 감정을 알아차렸는가?

c. 사건을 경험하는 동안 신체가 느낀 감각을 자세히 기록해 보라.

d. 이 사건이 일어나는 동안 느낀 기분, 느낌, 그리고 생각은 무엇이었는가?

e. 지금 이것을 쓰고 있는 당신의 현재 심정은?

5주차	년 월 일 요일	이름 :	수련 일차

수련시간 : : – : (분)

수련형식 : 정좌명상 ☐ 바디스캔 ☐ 걷기명상 ☐
하타요가 ☐ 호흡명상 ☐ 먹기명상 ☐

1. 실습 동안 심리적으로 느낀 점을 기술하시오

2. 실습 동안 신체적으로 느낀 점을 기술하시오

3. 명상수련 도중 자신의 신체에 통증 부위가 있으면 ▩ 하십시오.

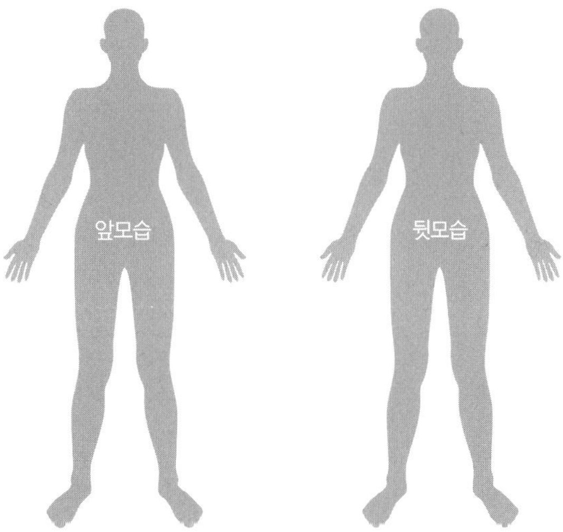

4. 질문이나 feedback 받고 싶은 내용을 기입하십시오.

● 즐거운 경험 일지

※ 하루 생활 가운데 어떤 유쾌한 사건이 발생되었을 때 이를 주목한 후 다음 사건 기록지에 비교적 상세하게 경험한 내용을 기입하시오.

a. 어떤 즐거운 사건을 경험하였나?

b. 사건이 일어나는 동안 즐거운 감정을 알아차렸는가?

c. 사건을 경험하는 동안 신체가 느낀 감각을 자세히 기록해 보라.

d. 사건이 일어나는 동안 느낀 기분, 느낌, 그리고 생각은 무엇이었는가?

e. 지금 이것을 쓰고 있는 당신의 현재 심정은?

● 불쾌한 사건 경험 일지

※ 하루 생활 가운데 어떤 불쾌한 사건이 발생되었을 때 이를 주목한 후 다음 사건 기록지에 비교적 상세하게 경험한 내용을 기입하시오.

a. 어떤 불쾌한 사건을 경험하였나?

b. 사건이 일어나는 동안 불쾌한 감정을 알아차렸는가?

c. 사건을 경험하는 동안 신체가 느낀 감각을 자세히 기록해 보라.

d. 이 사건이 일어나는 동안 느낀 기분, 느낌, 그리고 생각은 무엇이었는가?

e. 지금 이것을 쓰고 있는 당신의 현재 심정은?

5주차	년 월 일 요일	이름 :	수련 일차

수련시간 : : – : (분)

수련형식 : 정좌명상 □ 바디스캔 □ 걷기명상 □
하타요가 □ 호흡명상 □ 먹기명상 □

1. 실습 동안 심리적으로 느낀 점을 기술하시오

2. 실습 동안 신체적으로 느낀 점을 기술하시오

3. 명상수련 도중 자신의 신체에 통증 부위가 있으면 ▩ 하십시오.

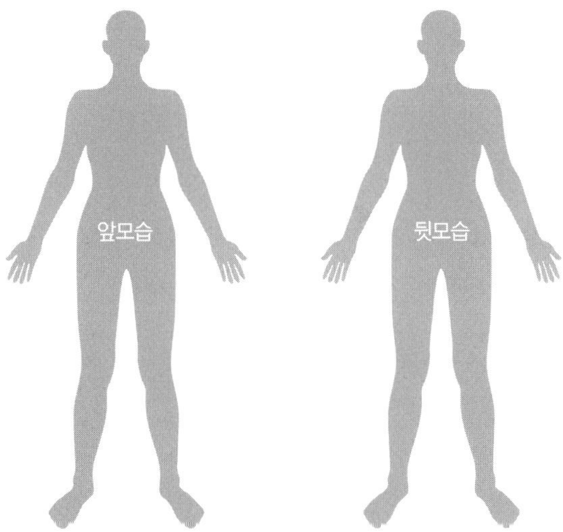

4. 질문이나 feedback 받고 싶은 내용을 기입하십시오.

● 즐거운 경험 일지

※ 하루 생활 가운데 어떤 유쾌한 사건이 발생되었을 때 이를 주목한 후 다음 사건 기록지에 비교적 상세하게 경험한 내용을 기입하시오.

a. 어떤 즐거운 사건을 경험하였나?

b. 사건이 일어나는 동안 즐거운 감정을 알아차렸는가?

c. 사건을 경험하는 동안 신체가 느낀 감각을 자세히 기록해 보라.

d. 사건이 일어나는 동안 느낀 기분, 느낌, 그리고 생각은 무엇이었는가?

e. 지금 이것을 쓰고 있는 당신의 현재 심정은?

● 불쾌한 사건 경험 일지

※ 하루 생활 가운데 어떤 불쾌한 사건이 발생되었을 때 이를 주목한 후 다음 사건 기록지에 비교적 상세하게 경험한 내용을 기입하시오.

a. 어떤 불쾌한 사건을 경험하였나?

b. 사건이 일어나는 동안 불쾌한 감정을 알아차렸는가?

c. 사건을 경험하는 동안 신체가 느낀 감각을 자세히 기록해 보라.

d. 이 사건이 일어나는 동안 느낀 기분, 느낌, 그리고 생각은 무엇이었는가?

e. 지금 이것을 쓰고 있는 당신의 현재 심정은?

5주차	년 월 일 요일	이름 :	수련 일차

수련시간 : : – : (분)

수련형식 : 정좌명상 □ 바디스캔 □ 걷기명상 □
하타요가 □ 호흡명상 □ 먹기명상 □

1. 실습 동안 심리적으로 느낀 점을 기술하시오

2. 실습 동안 신체적으로 느낀 점을 기술하시오

3. 명상수련 도중 자신의 신체에 통증 부위가 있으면 ▩ 하십시오.

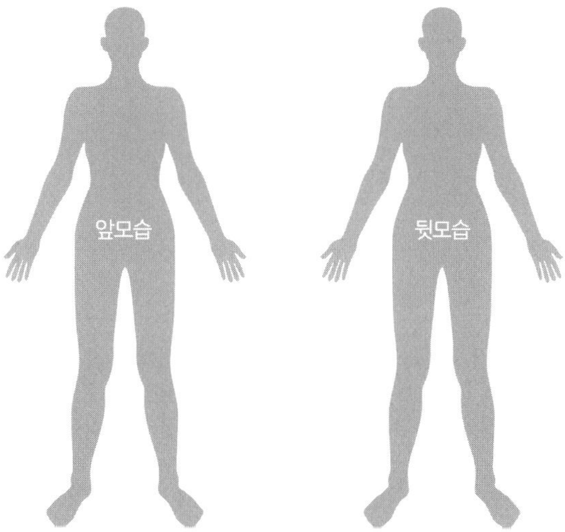

4. 질문이나 feedback 받고 싶은 내용을 기입하십시오.

● 즐거운 경험 일지

※ 하루 생활 가운데 어떤 유쾌한 사건이 발생되었을 때 이를 주목한 후 다음 사건 기록지에 비교적 상세하게 경험한 내용을 기입하시오.

a. 어떤 즐거운 사건을 경험하였나?

b. 사건이 일어나는 동안 즐거운 감정을 알아차렸는가?

c. 사건을 경험하는 동안 신체가 느낀 감각을 자세히 기록해 보라.

d. 사건이 일어나는 동안 느낀 기분, 느낌, 그리고 생각은 무엇이었는가?

e. 지금 이것을 쓰고 있는 당신의 현재 심정은?

● 불쾌한 사건 경험 일지

※ 하루 생활 가운데 어떤 불쾌한 사건이 발생되었을 때 이를 주목한 후 다음 사건 기록지에 비교적 상세하게 경험한 내용을 기입하시오.

a. 어떤 불쾌한 사건을 경험하였나?

b. 사건이 일어나는 동안 불쾌한 감정을 알아차렸는가?

c. 사건을 경험하는 동안 신체가 느낀 감각을 자세히 기록해 보라.

d. 이 사건이 일어나는 동안 느낀 기분, 느낌, 그리고 생각은 무엇이었는가?

e. 지금 이것을 쓰고 있는 당신의 현재 심정은?

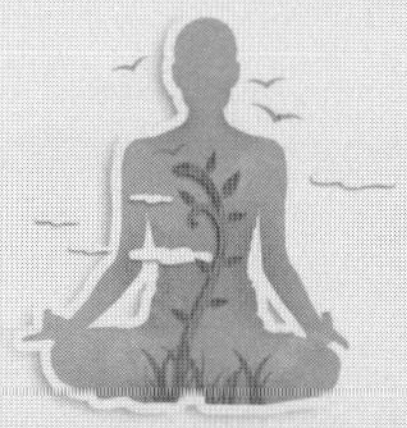

6주차 수업

스트레스 극복

✓ 준비물

지도자가 준비할 것들

소리를 내서 시작 끝을 알릴 수 있는 소리 나는 종이나 악기.

수련생들이 준비할 것들

편안한 복장, 누울 때나 앉아 있을 때 사용할 수 있는 매트나 방석을 준비한다.

✓ 노트

숙제에 대해서 토의한다. 특히 정좌 명상이 어땠는지에 대해서.

힘들었던 의사소통 달력과 수동적, 공격적, 주장 패턴에 대해 토의한다. '아니오' 라고 말하는 방식의 예를 들고, 어떤 사람에게는 '아니오' 라고 말하기가 어려움/저항의 예를 들어본다.

수동, 수동-공격적, 공격적, 막힘, 무기력, 그리고 자기주장/혼합/"밀기" 옵션의 역할놀이를 한다.

참가자들은 주말 종일 명상을 어떻게 할 것인가를 개괄한다.

준비물은 무엇인지, 옷을 어떻게 입을지 이야기한다.

Chapter 06

6주차 수업 : 스트레스 극복

Mindfulness Based Stress Reduction

지난주 나눔

C 토요일까지는 괜찮았거든요. 걱정. 애기 엄마가 아프니까 머리가 아프니까.

A 스트레스야.

C 내가 잘 해주는데. 편하게 해준다니까.

A 본인 생각이라니까, 그건 아니라니까.

C 유전이라고 하던데요. 스트레스. 뇌의 내과에서 MRI 검사도 두 번이나 찍었는데, 어머니가 병력이 있거든요. 어머니가 뇌혈관이 꼬여서, 약 먹은 지 5년 되었어요. 잘 쓰러지시고, 혈압도 없고, 뇌질환은 없는데, 그런데. 그런 것이 아니겠느냐. 두통약을 먹으면 안 낫는데, 아프려고 하면 먹으라고 하는 약을 주었는데 그걸 먹으면 안 아파요. 통증을 막아주는 약이라고. 뇌에서 호르몬.

G 부인이 아픈 거하고 망상하고 무슨 상관이 있느냐고? (모두 웃음)

C 떠안으려고 하는 것, 명상하면서 좋아지고, 한결 가벼워요. 여기서 수업 받고 가면, 토요일까지 가고 꼭 일요일 날 꼭 그런 게.

G 약효가 그렇게 가는 것이 아니고, 집에 들어가면 문제가 되잖아요. 토요일, 일요일은 집에 있으니까. 부인하고 관계에서. 서로 피곤한 것이지. 병으로 퍼 넘기면 병은 내 책임이 아니니까 편해요. 모든 것에서 자유다. 머리 아프면 다른일을 안 해도 되요.

C 고치면 되니까.

G 적극적으로 치료하겠다는 의사가 없는 거죠. 병이라는 것은 회피일 수도 있지.

C 요가도 열심히 하고, 족욕을 해서 많이 좋아졌어요.

G 토요일과 일요일은 같이 있으니까. 대화 패턴을 보라고 했잖아요. 보셨어요? 어떻게 대화를 하던가요? 부인이 아프다고 하면.

C 아프다고 하면 바로 냉장고에 가서 산수유를 꺼내서 주어요. 물 많이 마시라고 하고 맥주, 효모랑 챙겨주고 그런 것.

G 언제 아프다고 해요? 구체적으로 말해보세요.

C 띄엄띄엄 아프다고 해요. 일요일 날 제가 늦게 일어났어요. 소파에 누워서 TV를 보더라구요. 아파올라고 시작한다고. 약 먹어야겠다. 약 먹지 말고 견디어 봐라. 그러고 나서 피자 먹고 싶다고 해서 피자 사러 나갔다 오는 사이에 약을 먹었더라구요. 홍삼을 먹으라고 주고, 그 다음에 피자 시킨 것 먹고 어쩌다 보니까 다 먹었는데. 이제 머리 안 아프다고 하더라구요. 오전에. (평소에 몇시에?)

요즘에 늦잠을 많이 자요. 피곤해서. 7시 반. 아침을 8시에 먹어요. 일요일 9시 쯤 먹었죠. 아프다고 소파 위에 누워있고, 나 혼자 먹었죠. 애들은 책보고.

G 이미 밥 먹었고?

C 아마 그럴 것이다. 조금씩만 먹어요. 아마 그럴 것이다. 한 달에 한 네 다섯 번 정도 그러는 것 같아요. 아파요.

G 그럼 매주 아픈거네. 아침이랑 아이들이랑 같이 밥을 먹었으면 좋겠는데. 말을 못하잖아요. 나는 아이들이랑 먹었어.

C 작년에 저 때문에 죽겠다고 그러드라구요.

G 그런 것이 소극적인 공격성이다. 화는 나지만 말은 못하고, 머리가 아

프다.

A 진짜 정말 아파요.

G 정말 아파요. 아프다고 하면 봐준다.

C 무의식적으로?

G 무의식으로 일어날 수도 있다.

C 결국은 가장이 똑바로 살아야 집안이 편안하겠네요. 난 슈퍼맨 같아요. 어떤 생각이 드느냐면요 그전에는 제가 설거지 다 했어요. 내가 아프고 나서는 안 했다. 그러고 나서는 부인이 쓰러지고. 출근하고도 아파서 들어와서 자고, 별 약을 먹어도 안 낫고... 아프니까, 씻고 스마트폰만 하다가 자버려요. 집안 공기가 탁해요. 무거워요. 어떻게 살아야하나. 여기저기 다니고. 와이프 말 들어보면 작년 가을에는 나 때문에 죽을 것만 같았대요. 그러면서 아침 밥 애들이랑 같이 먹는 것도 없어지고.

G 이제는 알았으면 실천해야 한다. 부인이 말할 수 있어야 한다. 다시 시작해야 한다. 참고 있는 것이다. 먼저 이야기를 해야 한다.

C 매일 저녁 6시쯤이면 카톡이 와요. 일찍 오느냐고.

G 미리 미리 연락을 해 주면 좋지 않겠는가.

A 미리 알려 주면 다른 곳에서 놀까봐?

C 아니요. 애들에게 놀랜 것은 아이들이 날 안 믿어요. 하도 약속을 어겨서. 9시에 간다고 해서 가면 왜 이렇게 빨리 와? 예전에는 자상하였다. 우리 아빠가 구워 주는 삼결살이 제일 맛있다고. 애기 둘 다 우리 아빠가 구워준 것이 제일 맛있다고.

G 왜 그런지 알아야한다. 이것은 통찰 명상이다.

C 어떤 생각이 들어오면 생각이 사라지는 경험을 하는 거지요. 생각이

들어오면 생각하고 있네. 그리고 호흡에 집중하고.

G 그렇게 사라지는 경험을 한다.

A 어느 순간에 사라져 버리더라구요. 들어왔다가 사라지고 다른 생각이 왔다가 조금 사라지고.

G 그렇게 사라지는 경험을 한다. 소리도 사라지고, 생각도 사라진다. 아 그렇구나!

C 전 알아차림하는 것이 아니라 계산을 해요. 지난주에 제일 좋았던 것 같아요. 계속 수행하면서 왠지 모르게 자신감도 있고, 쉽게 사라지고 마음 편했던.

G 그러나 그것이 전부가 아니다.

C 장모님이 시어머니 시아버지를 40년 동안 모셨다고, 밥상을 세 번 차렸다고 하더라.

G 그렇게 커서 자기주장을 못하는 것이죠.

C 차도 사주었어요.

A 딱 나야. 하루아침에 아픈 것이 아니라. 쌓이고 쌓여서. 말을 들어보니가 딱딱거리기 와서 쪼는 것 같아요. 검사해도 안 나와. 바로 우울증생긴다고. 그 후로 좀 도와주었다. 남편은 자기가 원인이 아니라 직장생활에서 스트레스를 받아서 그런다고, 본인은 몰라. 아니라고 그냥 해주지. 똑같애.

G 수동적인 공격성이다.

A 정확하게 읽어 주시는 것 같아요.

G 그런 방식으로 살 수는 없다.

A 의사소통 방식을 보라고 했는데, 잘 모르겠어요. 대화 나눈 것을 들어보니까. 전 한박자 뒤에 숨어서 이야기를 하는 형이니까. 여기서 이렇

게 할까가 아니라 어디서 해" 그런식으로 생활을 했던 것 같아요. 아이들에게도 미덕이라고 했는데. 지금 보니까 아닌 것 같아요. 한 박자 뒤로 가서 가족이 함께. 늦게 오는, 새벽에 오는 아빠를 . 그래서 제 위치가 뒤로 물러난 것 같기도 하고, 제가 제일 뒤에 서있는 그림이 그려지기도 하고, 어떻게 하면 공부를 해야 될 것 같애요.

G　아빠 핑계 대는 사람이 되고, 소극적 공격적이다.

A　그걸 모르고, 다른 생각도 있었다. 그런데 보면 잘 적절히 이용을 해요.

G　아빠는 나쁜 사람일 수도 있다.

A　아빠를 대단하게 생각하기도 한다.

G　공격성이 해결이 되지 않았다. 내가 나에게 인정하기 어렵다.

C　필요 없는 생각을 많이 한다?

A　맞아요. 내가 이런 불경한 생각을 !

C　나 스스로 합리화한다는 생각이 많고.

G　알아차리고 알면 편해진다.

C　제가 그러고 있어요.

G　알아차리면 된다. 실타래가 풀어지면 좋아진다.

C　토마토를 불에 구워서 주어서 맛있다고 칭찬을 했어요. 하루걸러 하나씩 주어요. 교수님 말 듣고, 일부러 했었는데, 이제는 자연스럽게 돼요. 의도적으로 하는 것이 아니라.

G　그럼요. 훈련하면 되요. 적정한 수준에서 알아차리고 하세요.

A　주워듣는 것이 더 좋으네요.

C　어제 명상하는데 가슴이 저려. 특이한 경험을 했어요.

G　가슴이 반응이 많더라. 신체 감각에서 .

C 네. 지난 10월에 캔 맥주 다섯 개를 마시고 거실에서 데굴데굴 굴렀어요. 심장마비로 죽는구나, 그랬었어요.

G 이미 경험을 했네요.

C 심장마비가 이런 거구나.

G 계속 가슴에 반응이 많더라. 잘 하고 있으니까 풀릴 것입니다.

A 저도 열심히 적었는데. 숙제가 엉터리에요.

G 엉터리 없어요. 한 대로 주시면 됩니다.

(메르스 때문에 모두 한가하다는 이야기를 많이 함)

D 다 같이 한가해서 쉬라는 계시구나, 그러고 있어요.

C 강의를 들으니까 다른 것들도 이해가 돼요.

주제

스트레스 받는 대화; 자기주장; 자신의 느낌(감정)을 인지하는 것; 자신의 감정을 효과적으로 표현 하는 것과 그렇게 하는 것에 대한 어려움에 대해 이야기한다.

대인 관계에 있어 특히 급성 또는 만성적인 스트레스 상황(늙은 부모를 돌보는 것 또는 장애가 있는 자식을 키우는 것) 아래서, 타인의 강한 기대, 감정 표현/억제의 과거의 습관과 그리고 일상생활에서의 자신에 대한 표현에서 자신의 중심을 유지하기.

순간에 중심을 두는 것의 중요성, 확고하게 서서 도망가지도 않지만 완전히 통제할 필요도 없다.

자기 자신의 관점을 보여 주는 것의 중요성; 어디로 가는 것인지 알거나 또는 자신이 완전히 통제 하에 있는지도 모르면서 과정에 머물고, 마음챙김과 개방성을 유지하는 것, 굳건히 중심을 유지하는 데 대한 중요성을 토론한다.

실습

30~45분간 정좌 명상 실시. (대상 없이 깨어 있기)

선택 없이 깨어있기 지시문

앞서 호흡명상과 신체감각 느끼기 명상이 익숙해지면, 이 '대상 없이 깨어있기' 명상을 수련합니다. 물론 이 명상을 먼저 수련할 수도 있습니다.

호흡이 안정되었으면, 이제 의식의 초점을 신체 감각에서 소리 감각 쪽으로 옮겨 갑니다. 주의의 초점을 귀 쪽으로 옮겨온 후 의식을 더욱 확장시킵니다. 어디에서나 일단 소리가 들려오면 그곳으로 귀를 기울이면 됩니다.

소리가 나는 곳으로 일부러 찾아가거나 특정한 소리를 들으려고 애쓰는 것이 아닙니다. 단지 마음의 문을 열고 소리가 들려오면 가까운 곳에서 들려오는 소리이건, 먼 곳에서 들려오는 소리이건, 바로 앞에서 들려오는 소리이건, 뒤에서 들려오는 소리이건, 위에서 들려오거나 아래에서 들려오는 소리이건, 어떤 방향에서 들려오는 소리라도 마음 챙겨 듣습니다. 주변의 어떤 공간에서 들려오는 소리라도 모든 소리에 마음 챙겨 들으십시오. 분명한 소리에도 미묘한 소리에도 마음 챙겨 들으십시오. 소리와 소리 사이의 여백의 공간에 특히 마음 챙기십시오.

가능하면 최선을 다해 소리를 단순한 감각으로만 받아들입니다. 그 소리에 대해 무언가 해석하고 판단하지 않습니다. 그 소리의 의미보다는 그 소리의 높낮이, 음조, 강약, 박자 같은 소리의 감각적 성질에 대해서만 의식을 집중합니다.

만약에 소리에 마음이 집중하고 있지 못하고 있다는 것을 알아차리는 순간에는, 바로 마음이 지금 어디에서 움직이고 있는지 살펴본 후, 이 순간에서 나타나 저 순간으로 사라져 가는 소리 쪽으로 의식을 돌리시면 됩니다.

소리에 대한 마음챙김 훈련은 아주 가치 있는 수련입니다. 의식의 범위를 확대시켜 의식의 영역을 보다 넓히고 의식의 질을 확산시키는 데 매우 유용하기 때문입니다. 이 훈련은 신체감각에 대한 마음챙김 보다 먼저 실시할 수도 있습니다.

소리에 대한 마음챙김이 충분하다면, 이제 주의집중 대상을 지금 마음 속에 일어나고 있는 "생각"으로 옮겨가십시오.

소리에 대해 연습했을 때 소리가 일어나서 변화되어 사라져 가는 것에 의식을 집중했던 것처럼, 생각이 일어났음에 주목하고 그 생각이 마음의 공간 속에서 진행되어 나가다가 드디어 사라져 가는 그 모습을 지켜보면 됩니다. 일부러 생각이 일어나도록 하거나 사라지도록 애쓸 필요가 없습니다. 마치 소리가 일어났다가 사라져 가는 것을 그냥 보는 것과 같이 자연스럽게 일어났다 자연스럽게 사라져 가는 생각을 단순히 지켜보기만 하면 됩니다.

생각해야할 특별한 대상은 없습니다. 일어나는 모든 생각을 포함시킵니다. 지금 이곳에서 일어나는 어떤 생각이라도 좋습니다.

온갖 마음상태나 감정상태 모두 주목합니다: 분노, 공포, 지겨움, 졸음, 불안, 욕심, 성급함, 고요함, 평화, 흥분감, 기쁨, 질투심, 친절, 사랑, 자비심. 경험 속에 나타나는 모든 것에 마음을 여십시오. 하나하나의 생각을 명령하려 하거나, 움켜쥐려고 하거나, 밀어내 버리려 하지 않은 채 의식의 넓은 공간 속에 품으면서 이를 지켜봅니다.

지금 존재하는 모든 것에 마음의 문을 엽니다. 하나하나의 소리나 감각, 냄새, 맛 생각, 그리고 감정들에 이르기까지 똑같은 방식으로 마음의 문을 여십시오.

하나하나의 대상은 다만 지금의 의식 속에 떠오르는 하나의 대상일 따름입니다. 지금 당신 앞에 나타난 대상 가운데 어느 하나에 주의를 모읍니다. 부드럽게 이완한 후 그 대상이 바로 지금 이곳에 존재하도록 합니다.

가능한 한 깊이 주의를 집중해서 그 대상과 연결되십시오. 마음의 문을 최대한 넓게 벌려 다가온 대상에 집중하여 머뭅니다.

계속 연결하여 계십시오. 그것이 여기 이곳에 존재하는 한 챙기십시오. 그 대상이 바뀌어 다른 대상이 나타나기 전에 몇 번씩 그 대상에 거듭 주목할 필요가 있습니다.

어떤 소리가 "들려", "들려", "들려" 또는 어떤 생각에 "눌려", "눌려", "눌려", 혹은 "그 일에 관해 생각한다.", "그 일에 관해 생각한다.", "일에 관해 생각한다." 와 같은 말을 마음속에서 할 수도 있습니다. 그러나 만약 말을 해서 산만해지거든 그냥 내버려 두고 그 대상과 감각을 연결시켜 그대로 그것에 머무십시오. 인내심을 갖고 현재에 머무십시오.

이런 식으로 계속 연습합니다. 이것이 바로 대상 없이 깨어있기이며 현재에 머무르기 수련입니다.

이 수련은 당신의 자각력과 존재감을 강화시켜 줄 것입니다. 복부를 부드럽게 이완하고 모든 것을 존재하는 상태로 그냥 두십시오. 공포나 걱정 심지어 심한 고통이 나타나더라도 부드럽게 주의 집중하여 그것을 맞이합니다.

깊이 바라보십시오.

깊이 느끼십시오.

깊이 경청하십시오.

그냥 왔다가 사라지게 내버려 두십시오. 호흡과 더불어 그렇게 하는 것이 연결감에 도움이 된다면 그렇게 하십시오. 그냥 그대로 둔 채 몸과 마음에서 어떤 일이 일어나는지 주의 깊게 바라봅니다.

마음챙김에서 얻는 밝은 빛을 공포, 두려움, 혹은 가장 큰 걱정에다 직접 비추어 봅니다. 깨어있는 마음으로 그것을 품어 보십시오. 필요하면 호흡과 복부로 다시 의식을 집중하십시오. 의식하면서 호흡하십시오.

그런 후에 그 생각이 계속되도록 내버려 둡니다. 무엇이든 느껴봅니다. 인내심과 믿음을 가지고 하십시오. 실패에 대한 생각, 무력감, 절망감에 대한 생각조차도 마음 챙겨 살펴보십시오. 스스로 일어나는 자비심과 동정심도 지켜보십시오.

생각은 그냥 생각으로만 바라보십시오.

신체 내부의 느낌을 자각하고 어떻게 와서 어떻게 변하여 가는지 살펴봅니다. 좀 더 시야를 넓게 가지고 오고 가는 모든 것에 대해, 넓고 열린 자각을 유지한 채 휴식합니다. 모든 대상을 자각하지만 그것에 휩쓸려가지 않도록 합니다.

명상후의 나눔예

C 죽는 줄 알았어요.

G 죽기야 하겠어요?

C 아프다 아프다. 아파 죽겠네.

D 몸이 좀 피곤했거든요. 집중하다가 좀 졸았어요. 편안해지면 꼭 감빡하고, 소리에 집중하니까 기계소리가 엄청 많고 시끄러웠는데 그동안 몰랐지만 굉장히 시끄럽다러구요.

C 소리명상이 참 좋았다. 그러나 좋았다고 해서 그걸 기대하면 좋다고 기대하면 안 된다. 항상 초심자의 마음으로 다시 처음 하는 것처럼, 어디서 배웠으니까 그냥 초심자의 마음으로, 그대로, 잘못한 것은 아니고 만들려고 하면 안 돼요. 초심자의 마음으로 다시, 다시.
좋아질 거야. 기대하지 말고, 좋았으니까 그것도 내려놓는 마음이 필요하다. 연습이에요. 잘못한 것은 아니고.

D 그 동안 못 느끼다가 느끼니까 안 좋은 것 같아요.

G 나름대로 사라지는 경험을 하는 것이다.

D 그 동안 계속 기계 소리 못 느꼈거든요. 계속 왔는데 모르고 하다가 갑자기 소리 소리가.

A 저도 다리가 저렸다가 상상하라고 해서.

G 상상하라고?

A 내가 잘못했나?

G 떠오르는 생각을 바라보라고.

A 우리 가족이 행복하라고, 다리가 저렸다가 생각하라고 해서 옳다구나, 그 생각을 열심히 했어요.

G 생각을 하라는 것이 아니고.

A 아이고 난 또 잘못한 거네. (웃음)

G 잘못한 것은 아니고 다음 시간에 한 번 더 합시다. 신체감각 느끼기가 정좌면상 I, 지금 한 것이 정좌명상 II.

C 오늘은 다 지진아. (웃음)

G 다음시간에 한 번 더 하기로 하지요.

A 다리 저릴 때 몸을 흔들어도 돼요? 저리니까.

G 아니요.

homework 06

6주차 숙제

마무리

짧은 정좌와 함께 수업 종료

숙제

- 바디스캔 또는 요가를 번갈아서
- 선택없이 깨어있기

준비

종일명상 : 편안한 복장, 점심, 음료수(물), 명상매트

memo

6주차	년 월 일 요일	이름 :	수련 일차

수련시간 : : – : (분)

수련형식 : 정좌명상 □ 바디스캔 □ 걷기명상 □
하타요가 □ 호흡명상 □ 먹기명상 □

1. 실습 동안 심리적으로 느낀 점을 기술하시오

2. 실습 동안 신체적으로 느낀 점을 기술하시오

3. 명상수련 도중 자신의 신체에 통증 부위가 있으면 ▩ 하십시오.

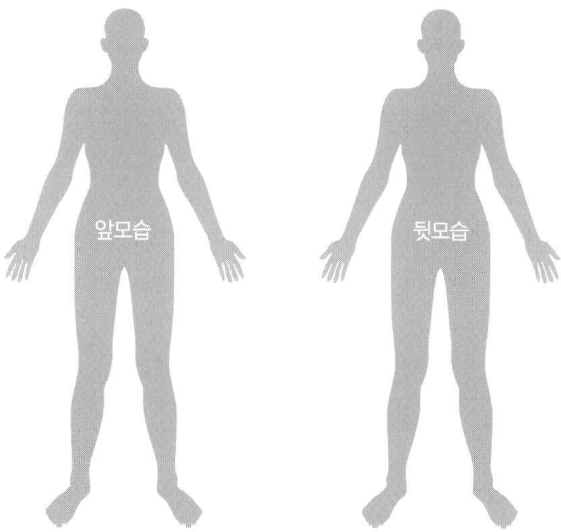

4. 질문이나 feedback 받고 싶은 내용을 기입하십시오.

● 즐거운 경험 일지

※ 하루 생활 가운데 어떤 유쾌한 사건이 발생되었을 때 이를 주목한 후 다음 사건 기록지에 비교적 상세하게 경험한 내용을 기입하시오.

a. 어떤 즐거운 사건을 경험하였나?

b. 사건이 일어나는 동안 즐거운 감정을 알아차렸는가?

c. 사건을 경험하는 동안 신체가 느낀 감각을 자세히 기록해 보라.

d. 사건이 일어나는 동안 느낀 기분, 느낌, 그리고 생각은 무엇이었는가?

e. 지금 이것을 쓰고 있는 당신의 현재 심정은?

● 불쾌한 사건 경험 일지

※ 하루 생활 가운데 어떤 불쾌한 사건이 발생되었을 때 이를 주목한 후 다음 사건 기록지에 비교적 상세하게 경험한 내용을 기입하시오.

a. 어떤 불쾌한 사건을 경험하였나?

b. 사건이 일어나는 동안 불쾌한 감정을 알아차렸는가?

c. 사건을 경험하는 동안 신체가 느낀 감각을 자세히 기록해 보라.

d. 이 사건이 일어나는 동안 느낀 기분, 느낌, 그리고 생각은 무엇이었는가?

e. 지금 이것을 쓰고 있는 당신의 현재 심정은?

6주차	년 월 일 요일	이름 :	수련 일차

수련시간 : : – : (분)
수련형식 : 정좌명상 □ 바디스캔 □ 걷기명상 □
하타요가 □ 호흡명상 □ 먹기명상 □

1. 실습 동안 심리적으로 느낀 점을 기술하시오

2. 실습 동안 신체적으로 느낀 점을 기술하시오

3. 명상수련 도중 자신의 신체에 통증 부위가 있으면 ▩ 하십시오.

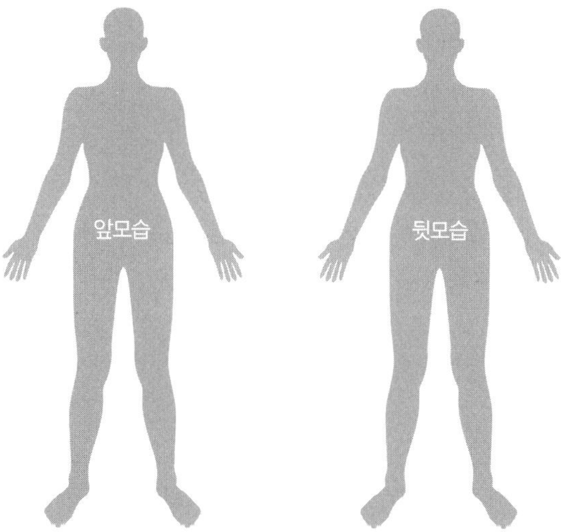

4. 질문이나 feedback 받고 싶은 내용을 기입하십시오.

● 즐거운 경험 일지

※ 하루 생활 가운데 어떤 유쾌한 사건이 발생되었을 때 이를 주목한 후 다음 사건 기록지에 비교적 상세하게 경험한 내용을 기입하시오.

a. 어떤 즐거운 사건을 경험하였나?

....

b. 사건이 일어나는 동안 즐거운 감정을 알아차렸는가?

....

c. 사건을 경험하는 동안 신체가 느낀 감각을 자세히 기록해 보라.

....

d. 사건이 일어나는 동안 느낀 기분, 느낌, 그리고 생각은 무엇이었는가?

....

e. 지금 이것을 쓰고 있는 당신의 현재 심정은?

....

● 불쾌한 사건 경험 일지

※ 하루 생활 가운데 어떤 불쾌한 사건이 발생되었을 때 이를 주목한 후 다음 사건 기록지에 비교적 상세하게 경험한 내용을 기입하시오.

a. 어떤 불쾌한 사건을 경험하였나?

....

b. 사건이 일어나는 동안 불쾌한 감정을 알아차렸는가?

....

c. 사건을 경험하는 동안 신체가 느낀 감각을 자세히 기록해 보라.

....

d. 이 사건이 일어나는 동안 느낀 기분, 느낌, 그리고 생각은 무엇이었는가?

....

e. 지금 이것을 쓰고 있는 당신의 현재 심정은?

....

6주차	년 월 일 요일	이름 :	수련 일차

수련시간 : : – : (분)

수련형식 : 정좌명상 ☐ 바디스캔 ☐ 걷기명상 ☐
하타요가 ☐ 호흡명상 ☐ 먹기명상 ☐

1. 실습 동안 심리적으로 느낀 점을 기술하시오

2. 실습 동안 신체적으로 느낀 점을 기술하시오

3. 명상수련 도중 자신의 신체에 통증 부위가 있으면 ▩ 하십시오.

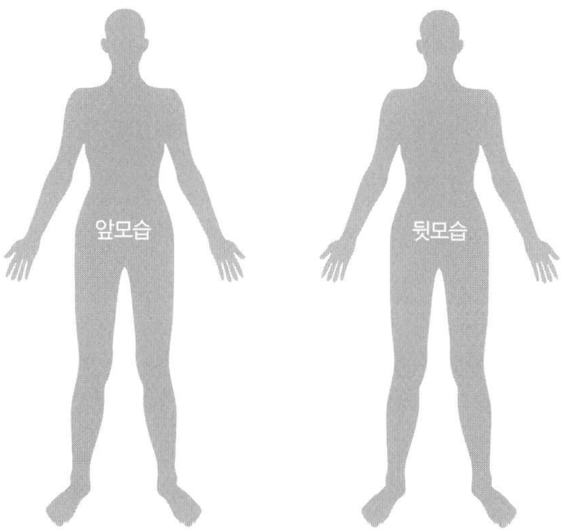

4. 질문이나 feedback 받고 싶은 내용을 기입하십시오.

● 즐거운 경험 일지

※ 하루 생활 가운데 어떤 유쾌한 사건이 발생되었을 때 이를 주목한 후 다음 사건 기록지에 비교적 상세하게 경험한 내용을 기입하시오.

a. 어떤 즐거운 사건을 경험하였나?

b. 사건이 일어나는 동안 즐거운 감정을 알아차렸는가?

c. 사건을 경험하는 동안 신체가 느낀 감각을 자세히 기록해 보라.

d. 사건이 일어나는 동안 느낀 기분, 느낌, 그리고 생각은 무엇이었는가?

e. 지금 이것을 쓰고 있는 당신의 현재 심정은?

● 불쾌한 사건 경험 일지

※ 하루 생활 가운데 어떤 불쾌한 사건이 발생되었을 때 이를 주목한 후 다음 사건 기록지에 비교적 상세하게 경험한 내용을 기입하시오.

a. 어떤 불쾌한 사건을 경험하였나?

b. 사건이 일어나는 동안 불쾌한 감정을 알아차렸는가?

c. 사건을 경험하는 동안 신체가 느낀 감각을 자세히 기록해 보라.

d. 이 사건이 일어나는 동안 느낀 기분, 느낌, 그리고 생각은 무엇이었는가?

e. 지금 이것을 쓰고 있는 당신의 현재 심정은?

6주차	년	월	일	요일	이름 :	수련	일차

수련시간 : : – : (분)

수련형식 : 정좌명상 □ 바디스캔 □ 걷기명상 □
하타요가 □ 호흡명상 □ 먹기명상 □

1. 실습 동안 심리적으로 느낀 점을 기술하시오

2. 실습 동안 신체적으로 느낀 점을 기술하시오

3. 명상수련 도중 자신의 신체에 통증 부위가 있으면 ▩ 하십시오.

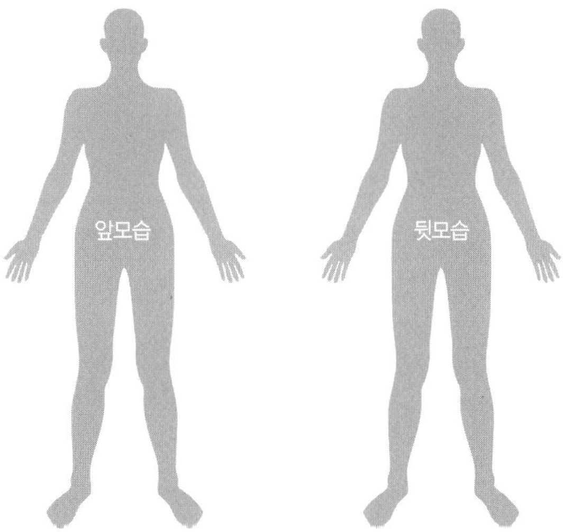

4. 질문이나 feedback 받고 싶은 내용을 기입하십시오.

● 즐거운 경험 일지

※ 하루 생활 가운데 어떤 유쾌한 사건이 발생되었을 때 이를 주목한 후 다음 사건 기록지에 비교적 상세하게 경험한 내용을 기입하시오.

a. 어떤 즐거운 사건을 경험하였나?

b. 사건이 일어나는 동안 즐거운 감정을 알아차렸는가?

c. 사건을 경험하는 동안 신체가 느낀 감각을 자세히 기록해 보라.

d. 사건이 일어나는 동안 느낀 기분, 느낌, 그리고 생각은 무엇이었는가?

e. 지금 이것을 쓰고 있는 당신의 현재 심정은?

● 불쾌한 사건 경험 일지

※ 하루 생활 가운데 어떤 불쾌한 사건이 발생되었을 때 이를 주목한 후 다음 사건 기록지에 비교적 상세하게 경험한 내용을 기입하시오.

a. 어떤 불쾌한 사건을 경험하였나?

b. 사건이 일어나는 동안 불쾌한 감정을 알아차렸는가?

c. 사건을 경험하는 동안 신체가 느낀 감각을 자세히 기록해 보라.

d. 이 사건이 일어나는 동안 느낀 기분, 느낌, 그리고 생각은 무엇이었는가?

e. 지금 이것을 쓰고 있는 당신의 현재 심정은?

6주차	년 월 일 요일	이름 :	수련 일차

수련시간 : : – : (분)

수련형식 : 정좌명상 ☐ 바디스캔 ☐ 걷기명상 ☐
하타요가 ☐ 호흡명상 ☐ 먹기명상 ☐

1. 실습 동안 심리적으로 느낀 점을 기술하시오

....

2. 실습 동안 신체적으로 느낀 점을 기술하시오

....

3. 명상수련 도중 자신의 신체에 통증 부위가 있으면 ▩ 하십시오.

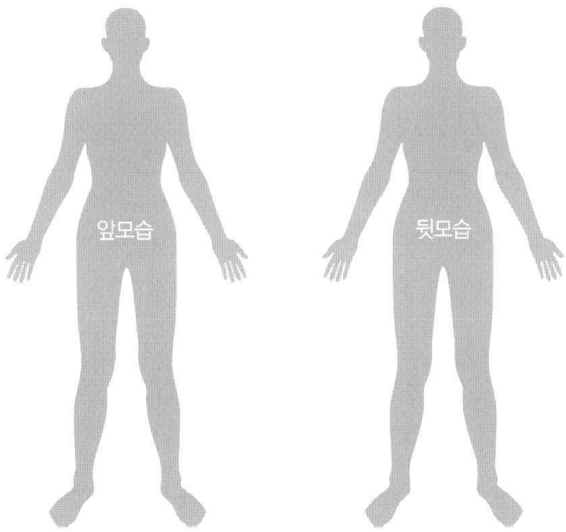

4. 질문이나 feedback 받고 싶은 내용을 기입하십시오.

....

....

● 즐거운 경험 일지

※ 하루 생활 가운데 어떤 유쾌한 사건이 발생되었을 때 이를 주목한 후 다음 사건 기록지에 비교적 상세하게 경험한 내용을 기입하시오.

a. 어떤 즐거운 사건을 경험하였나?

....

b. 사건이 일어나는 동안 즐거운 감정을 알아차렸는가?

....

c. 사건을 경험하는 동안 신체가 느낀 감각을 자세히 기록해 보라.

....

d. 사건이 일어나는 동안 느낀 기분, 느낌, 그리고 생각은 무엇이었는가?

....

e. 지금 이것을 쓰고 있는 당신의 현재 심정은?

....

● 불쾌한 사건 경험 일지

※ 하루 생활 가운데 어떤 불쾌한 사건이 발생되었을 때 이를 주목한 후 다음 사건 기록지에 비교적 상세하게 경험한 내용을 기입하시오.

a. 어떤 불쾌한 사건을 경험하였나?

....

b. 사건이 일어나는 동안 불쾌한 감정을 알아차렸는가?

....

c. 사건을 경험하는 동안 신체가 느낀 감각을 자세히 기록해 보라.

....

d. 이 사건이 일어나는 동안 느낀 기분, 느낌, 그리고 생각은 무엇이었는가?

....

e. 지금 이것을 쓰고 있는 당신의 현재 심정은?

....

6주차	년 월 일 요일	이름 :	수련 일차

수련시간 : : – : (분)

수련형식 : 정좌명상 ☐ 바디스캔 ☐ 걷기명상 ☐
하타요가 ☐ 호흡명상 ☐ 먹기명상 ☐

1. 실습 동안 심리적으로 느낀 점을 기술하시오

2. 실습 동안 신체적으로 느낀 점을 기술하시오

3. 명상수련 도중 자신의 신체에 통증 부위가 있으면 ▩ 하십시오.

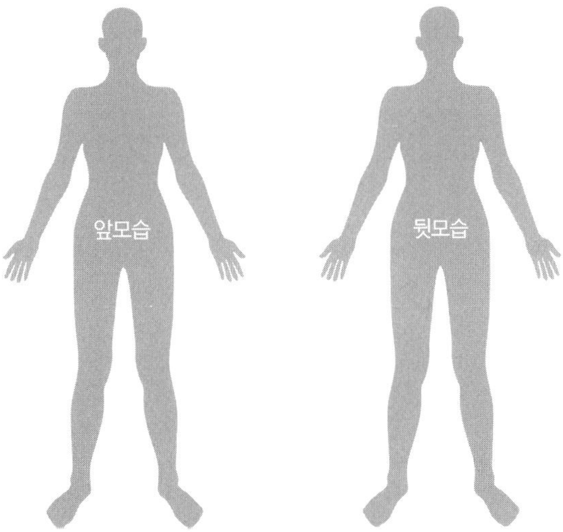

4. 질문이나 feedback 받고 싶은 내용을 기입하십시오.

● 즐거운 경험 일지

※ 하루 생활 가운데 어떤 유쾌한 사건이 발생되었을 때 이를 주목한 후 다음 사건 기록지에 비교적 상세하게 경험한 내용을 기입하시오.

a. 어떤 즐거운 사건을 경험하였나?

....

b. 사건이 일어나는 동안 즐거운 감정을 알아차렸는가?

....

c. 사건을 경험하는 동안 신체가 느낀 감각을 자세히 기록해 보라.

....

d. 사건이 일어나는 동안 느낀 기분, 느낌, 그리고 생각은 무엇이었는가?

....

e. 지금 이것을 쓰고 있는 당신의 현재 심정은?

....

● 불쾌한 사건 경험 일지

※ 하루 생활 가운데 어떤 불쾌한 사건이 발생되었을 때 이를 주목한 후 다음 사건 기록지에 비교적 상세하게 경험한 내용을 기입하시오.

a. 어떤 불쾌한 사건을 경험하였나?

....

b. 사건이 일어나는 동안 불쾌한 감정을 알아차렸는가?

....

c. 사건을 경험하는 동안 신체가 느낀 감각을 자세히 기록해 보라.

....

d. 이 사건이 일어나는 동안 느낀 기분, 느낌, 그리고 생각은 무엇이었는가?

....

e. 지금 이것을 쓰고 있는 당신의 현재 심정은?

....

6주차	년 월 일 요일	이름 :	수련 일차

수련시간 : : – : (분)

수련형식 : 정좌명상 □ 바디스캔 □ 걷기명상 □
하타요가 □ 호흡명상 □ 먹기명상 □

1. 실습 동안 심리적으로 느낀 점을 기술하시오

2. 실습 동안 신체적으로 느낀 점을 기술하시오

3. 명상수련 도중 자신의 신체에 통증 부위가 있으면 ▩ 하십시오.

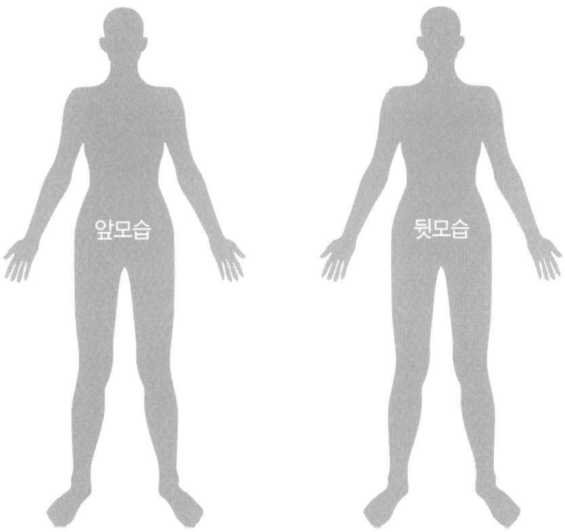

4. 질문이나 feedback 받고 싶은 내용을 기입하십시오.

● 즐거운 경험 일지

※ 하루 생활 가운데 어떤 유쾌한 사건이 발생되었을 때 이를 주목한 후 다음 사건 기록지에 비교적 상세하게 경험한 내용을 기입하시오.

a. 어떤 즐거운 사건을 경험하였나?

....

b. 사건이 일어나는 동안 즐거운 감정을 알아차렸는가?

....

c. 사건을 경험하는 동안 신체가 느낀 감각을 자세히 기록해 보라.

....

d. 사건이 일어나는 동안 느낀 기분, 느낌, 그리고 생각은 무엇이었는가?

....

e. 지금 이것을 쓰고 있는 당신의 현재 심정은?

....

● 불쾌한 사건 경험 일지

※ 하루 생활 가운데 어떤 불쾌한 사건이 발생되었을 때 이를 주목한 후 다음 사건 기록지에 비교적 상세하게 경험한 내용을 기입하시오.

a. 어떤 불쾌한 사건을 경험하였나?

....

b. 사건이 일어나는 동안 불쾌한 감정을 알아차렸는가?

....

c. 사건을 경험하는 동안 신체가 느낀 감각을 자세히 기록해 보라.

....

d. 이 사건이 일어나는 동안 느낀 기분, 느낌, 그리고 생각은 무엇이었는가?

....

e. 지금 이것을 쓰고 있는 당신의 현재 심정은?

....

Mindfulness-Based Stress Reduction

마음챙김에 기반한
스트레스 감소 프로그램(MBSR)
매뉴얼

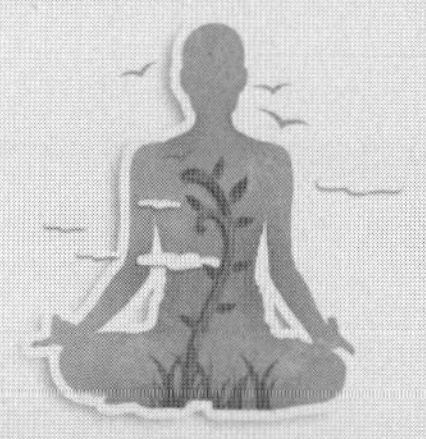

종일명상

침묵 속에서 총 복습 및 기타 명상실습

준비물

지도자가 준비할 것들

소리를 내서 시작 끝을 알릴 수 있는 소리 나는 종이나 악기.

수련생과 마찬가지로 점심과 음료준비

수련생들이 준비할 것들

점심, 음료수, 편안한 복장, 매트나 방석

노트

일상생활에서 떠나 하루 종일 침묵 속에서 있어야 하므로 수련생들의 종일 명상의 순서를 융통성있게 운영한다.

종일 명상 프로그램(All day program) : 내면 바라보기

일반적인 스케줄 **오전(점심)**

9:00 - 9:05	종이 울리고, 5분간 아무 말도 하지 않고 앉는다. 시간 전에 온 사람들이 서로 사교를 하고 이야기를 하다가 종이 울리면 조용히 앉는다.
9:05 - 9:20	**환영식, 수업 소개, 기본 원칙** 환영 인사를 하고, '오늘은 눈도 마주치지 않고 말을 하지 않고 자신의 내부에만 주의를 집중한다.'는 것을 알려준다.
9:20 - 9:50	정좌 명상: 호흡의 지각에 초점을 맞춘다.
9:50 - 10:30	**요가** 요가 I은 3주차에 했으므로 요가 II를 할 수도 있다.
10:30-11:10	**바디 스캔** 요가의 송장 자세에 이어서 간단하게 바디스캔을 한다.
11:10-11:40	**정좌 명상 I과 II** 각자가 신체 감각에 중점을 두어도 되고, 소리나 생각에 중점을 두어도 된다.
11:40-12:00	**천천히 걷는 명상** 걷기 명상도 자신의 수준에 맞추어서 한다.
12:00-12:10	조용히 그리고 주의 깊게 식사하는 요령에 대한 교육
12:10-12:20	**출석 체크** 사람이 적을 때는 바로 점심식사로 들어간다
12:30-1:30	점심 식사 후 주의 깊은 걷기 (명상실의 밖이나 안에서)

일반적인 스케줄 **오후(점심후)**

1:30-2:00	**광적활보** 천천히 7보마다 방향을 바꾸어서 걷다가 보통 걸음으로 같은 형식으로 걷다가, 빨리, 매우 빠른 걷기를 한다. 그리고 마지막에 눈을 감고 천천히 뒤로 걷기를 하면서 중앙으로 원을 만들어 모인다.
2:00-2:30	자애 명상을 한다. 다양한 방법이 있을 수 있다. 여기에서는 다음의 지시문으로 한다. 이미지를 떠올려서 한다. 그리고 마지막에 조용히 그대로 있게 하면서 끝낸다. 말은 조용히 한다.
2:30-3:00	5~10분 정도 앉았다가, 번갈아서 5분 정도 짧은 시간 동안에 장소 바꾸기를 반복한다.
3:00-3:20	산 명상/호수 명상
3:20-3:10	오늘 하루 어땠는지 주위 사람과 속삭인다.
3:10-3:30	그룹 토의와 오늘 하루 명상수련에 대한 질의응답 시간을 갖는다. 오늘 하루가 기쁨을 위한 것은 아니었다고 강조한다. 훈련하면서 어려움을 겪었던 것을 말할 수 있도록 하고, 기운을 북돋워 준다.
3:30-4:00	마지막으로 참가자 모두 손을 잡고 원모양으로 빙 둘러 앉는다. 이때, 눈을 서로 마주치고, 서로 한 마음이 되도록 한다. 그 느낌은 점점 더 커서 전체가 되게 한다.
4:00-4:10	훈련 종료

실습

호수 명상 (lake meditation)

몸을 편안하게 합니다. 눕거나 편안하게 앉습니다. 누워서 하는 경우에는 무릎 아래쪽에 푹신한 베개를 놓아서 몸을 편안하게 하는 것도 좋습니다. 그리고 호흡을 의식하고 호흡에 따라서 몸이 더 이완되도록 내버려 두십시오. 그리고 마음의 눈으로 호수를 떠올려 봅니다. 당신이 자주 산책하는 호수이면 좋겠지만 그렇지 않더라도 사진에서 보고 가보고 싶었던 호수나, 상상 속의 호수라도 상관은 없습니다. 그저 생생한 호수를 떠올려 보시면 됩니다.

호수는 얼마나 넓은지 잘 보십시오. 그리고 수면의 물결을 바라봅니다. 그 물은 아주 투명할 수도 있고, 바람에 수면이 출렁일 수도 있습니다. 물의 압력을 느껴 볼 수도 있습니다. 깊다면 압력이 셀 것이고 물의 깊이가 낮다면 압력은 가벼울 것입니다. 햇빛의 반사도 다를 것입니다.

호수는 날씨에 따라서 바뀝니다. 아주 고요한 날에는 그 표면은 구름, 새, 호수 주변의 나무들이 비치고, 밤이면 밤하늘의 별들도 비칩니다.

그리고 호수에 많은 것늘이 반사되고 보는 면에 따라서 모든 것을 다르게 비춰줍니다.

어떤 때는 물결이 거칠어서 바닥을 볼 수도 없고, 너무나 위풍당당하기도 합니다. 또 어떤 때는 수면이 햇빛을 받아 보석처럼 빛날 때도 있습니다.

또 계절에 따라서 여러 빛과 모습을 보여줍니다.

겨울에는 호수가 꽁꽁 얼어서 사람들이 걷거나 스케이트를 타거나 심지어 우마직 같은 자동차로 달릴 수 있기도 합니다.

봄이면 그 얼었던 수면이 소리를 내면서 녹고, 여름되면 그 호수에서 수영을 할 수도 있습니다.

가을이면 너무나 아름다운 가을의 풍경을 그대로 비추거나 나뭇잎을 띄우기도 합니다.

이렇게 낮과 밤이 바뀌어도, 사계절이 바뀌어서 호수의 물은 끊임없이 변하고 바뀌어도 호수는 자연의 중심에, 그대로 그 자리에 자리하고 있습니다.

자, 이제 우리가 어떻게 호수를 초대할 수 있을까요. 여기 지금 우리는 호수가 될 수 있을까요? 우리는 호수 위에 누워서 느껴 봅니다. 호수의 수면이 어떻든 그대로 느껴봅니다. 때로는 반사를 많이 하기도 하고, 때로는 거칠기도 한, 물결을 온몸으로 느껴 봅니다.

이 상태로 호수의 상태와 표면에 상관없이, 수면 깊숙이 만질 수 없고 고요한 수면 깊은 곳을 느껴 봅니다. 표면이 거칠고 속이 상하고 많은 어려운 감정들이 있어도, 수면 아래서의 마음의 물결의 고요함과 침착함을 찾습니다. 우리 자신의 인식을 알아차립니다. 한 호흡, 한 순간에도 우리는 경험합니다. 우리의 호흡을, 우리의 순간을.

우리는 호수처럼 가만히 누워서 물이 바뀌듯이 물속에는 꽃봉오리들이, 구름이, 나뭇잎이, 감각들이, 충동들이, 소리들이 비칩니다.

여기 이렇게 누워서 한 순간, 한 호흡 우리 자신을 알아차립니다. 호수처럼 누워서 마음과 몸이 날씨처럼 움직이는 것을 그냥 바라봅니다. 매 호흡마다, 매 순간마다 우리 자신의 풍부함을, 우리 안의 완전함을 허락합니다.

(상상할 수 있는 시간을 둔다.)

지도자가 알아야할 사항

마지막 끝내기 전에 시간이 있으면 한다.

실습

산 명상

허리를 똑바로 세우고, 가슴을 약간 앞으로 내밀어서 늠름하고 당당한 자세를 취합니다. 이미 사진으로 보았거나 내가 직접 산에 가서 보았던 여러 산 중 가장 좋아하는 산을 상상해봅니다. 그리고 내가 마치 그 아름다운 산처럼 늠름하게 바닥에 뿌리를 내리고 움직이지 않는 자세로 버티어 그 자리 그대로 있습니다. 양 팔은 아래로 향하는 산등성이고, 머리는 봉우리입니다

몸 속 곳곳에는 산이 갖고 있는 기묘하고 아름다운 정경들이 있습니다.

산 계곡에는 물이 흐르고, 커다란 나무 밑에는 작은 나무와 풀들이 자라고 있습니다. 들풀들도 사이사이에 자라고 있습니다. 커다란 바위도 있고 작은 돌과 자갈도 비추고, 웅덩이도 있고, 그 웅덩이 안에는 작은 물고기들도 놀고 나뭇잎도 보입니다.

나는 커다란 산입니다.

산은 어두운 밤이 오면 칠흑처럼 어두워서 아무것도 보이지 않기도 하고, 달이 뜨면 나뭇잎이 움직이고 짐승들이 돌아다니는 것이 보이기도 하고, 서서히 해가 뜨면 안개가 피기도 하고 구름이 걷히기도 하면서 서서히 산이 선명해지기 시작하여 낮이 되면 작열하는 태양에 모두가 나무 아래로 휴식을 취하러 가기도 합니다.

여름이면 태양이 이글거리고 싱싱한 나뭇잎은 시원한 바람을 따라 안식을 주기도 하고, 사람들은 시원한 냇물에 발을 담그기도 합니다. 때로는 거친 바람과 장마로 계곡의 물이 넘쳐서 사람들을 겁먹게도 만듭니다. 그렇게 뜨거운 여름이 지나면 찬바람이 불어서 나뭇잎은 울긋불긋 아름다운 옷을 입고, 사람들도 아름다운 옷을 입고 산을 찾아서 더 알록달록 옷을 입힙니다. 서리에 나뭇잎은 떨어지고 산의 짐승들은 겨울 준비를 합니다. 겨울이 되면 하얀 눈이 모든 산을 덮어서 흰 나라를 만들고, 계곡 물은 얼어서 물은 흐르지 않고 동물들은 겨울잠을 잡니다. 사람들도 덜 찾아와 겨울의 산은 휴식을 취합니다. 그리고 봄이 되면 아지랭이 피고, 나무들은 씩을 티우고 계곡의 물은 녹아서 흐르고 들의 풀들은 꽃을 피웁니다. 드디어 겨울잠을 자던 동물들도 기지개를 켭니다.

이렇게 밤과 낮이 바뀌고 눈보라와 삭풍이 불어도 봄, 여름, 가을, 겨울 4계절이 바뀌어도 어떤 움직임도 없이 그냥 그대로 그 자리에 버티고 있는 나는 커다란 산입니다.

나는 지금 이 곳에 있는 그대로의 존재대로 고요함 속에 있습니다.

나는 커다란 산입니다.

산은 눈이 덮여 있든 푸름을 보이고 있든 비가 오든 구름에 가려 있든,

언제나 말없이 아름다운 자태를 보이며 있는 그대로의 아름다움을 가지고 있는 나는 커다란 산입니다.

【5분 정도 상상할 수 있는 시간을 둡니다.】

늦은 오후 석양이 방안으로 스며들기 시작할 때 이러한 상상을 하면 자신의 자발적인 힘과 의지를 상상하는 데 큰 도움을 준다. 우리가 산의 기후를 관찰하듯이 자신의 몸과 마음의 상태를 관찰함으로써 자신에게 일어나고 있는 변화를 알아볼 수 있다. 또한 거대한 산을 상상만 해도 마음과 신체에서 일어나는 어떤 변화에도 흔들림 없이 몸과 마음을 안정되게 균형을 유지하면서 앉아 있을 수 있게 해준다.

산명상은 정좌하여 마음을 안착하는데 도움을 주고, 평안감과 침착성을 심화시켜주는 데 도움을 줄 수 있다. 우리는 걸을 수 있고, 말할 수도 있고, 생각할 수 있으며, 가만히 앉아 있을 수도 있고, 활동할 수도 있는 사람의 산이기 때문에 단순한 산의 이미지와는 다른 살아있는 산이다.

실습

자애 명상

이 명상은 자신과 타인에게 감사와 사랑을 굳게 하는 명상이다. 먼저 호흡에 마음챙김을 함으로써 마음을 안정시키고 평온하게 한다.

● **지시문**

이제 자신의 좋은 점, 장점, 잘한 점을 생각해 봅니다. 지금까지 살면서 가장 행복했던 순간을 떠올려보십시오. 생각만 해도 입꼬리가 올라가는 행복한 장면이나 사람, 아니면 애완동물을 생각해도 됩니다. 그리고 자기 자신이 세상에서 가장 소중하며 사랑스럽다는 점을 깊이 숙고해보시기 바랍니다. 의식의 초점을 가슴에 두어 따뜻한 느낌이 일어나는지 살펴보십시오.

마음 속으로 자신의 이미지를 떠올려 마음의 눈으로 바라보면서 다음의 문구를 반복 암송합니다.

"내가 모든 위험으로부터 안전하기를."
"내가 건강하기를."
"내가 행복하기를."
"내가 하고자 하는 일을 어려움 없이 다 이룰 수 있도록"
축복해 주십시오.

이제는 나의 은인들을 생각해보십시오. 나의 은사나 지도자, 스승, 종교적인 지도자나 누구든지 좋습니다. 그들 한 분 한 분을 모셔 와서 축복해드리십시오.

"이 분(**)이 모든 위험으로부터 안전하기를."
"이 분(**)이 건강하기를."
"이 분(**)이 행복하기를."
"이 분(**)이 하고자 하는 일을 어려움 없이 다 이룰 수 있도록"
축복해 주십시오.

이제 사랑하는 사람을 향한 자애명상을 하겠습니다. 내가 사랑하는 그 분이 진정으로 행복하고 평화롭기를 바라는 마음으로 다음의 문구를 반복 암송합니다.

"이 분(**)이 모든 위험으로부터 안전하기를."
"이 분(**)이 건강하기를."
"이 분(**)이 행복하기를."
"이 분(**)이 하고자 하는 일을 어려움 없이 다 이룰 수 있도록"
축복해 주십시오.

– 이제 내가 자주 만나지만 개인적으로는 잘 모르는 중립적인 사람을 대상으로 해보겠습니다. 오늘 오다가 만났던 어떤 분이든, 시장에서 보았던 어떤 분이나 그동안 대화를 해보지 않았던 직장 내의 어떤 분, 아파트 경비원이나 택시기사 등 어떤 분이든 한 분을 떠올려 봅니다. 그 분을 향해 다음의 문구를 반복 암송합니다.

"이 분(**)이 모든 위험으로부터 안전하기를."
"이 분(**)이 건강하기를."
"이 분(**)이 행복하기를."
"이 분(**)이 하고자 하는 일을 어려움 없이 다 이룰 수 있도록"
축복해 주십시오.

이제 마지막으로 싫은 사람, 미워하는 사람까지 대상을 확대해 보도록 하겠습니다. 지금까지 살면서 자신을 불편하게 했던 사람을 한 사람 떠올려 보십시오. 그리고 의도적으로 그 분의 장점을 상기해 보십시오. 그 분을 한 존재로서, 불가피하게 고통과 불안과 괴로움을 느낄 수밖에 없는 존재로 보도록 노력하십시오. 잘 안되면, 그 분이 죽음의 순간에 있는 모습을 떠올려 보십시오. 누구나 언젠가는 병들고 죽는 순간이 옵니다. 이제 이미지가 떠오르면 그 분을 향해 다음의 문구를 반복 암송합니다.

"이 분(**)이 모든 위험으로부터 안전하기를."
"이 분(**)이 건강하기를."
"이 분(**)이 행복하기를."
"이 분(**)이 하고자 하는 일을 어려움 없이 다 이룰 수 있도록"
축복해 주십시오.

마음이 너무 힘들면 일단 중단해도 좋습니다. 과거에 내가 싫어했던 그가 행복하고 평화롭기를 바라는 마음을 훈련하는 것이 바로 나 자신을 보호하는 행위임을 상기하시고, 나 자신이나 모든 존재를 향하는 자애명상으로 돌아와 5분 정도 앞의 문구를 반복 암송하십시오.

종일명상후의 나눔

B 앉아서 편안하다 싶으면 좋았어요.

A 말을 안 하니까, 말하는 직업이긴 하지만, 참 말 안하거든요. 편하고 오히려 깊은 곳에 있는. 좋았던 기억보다는 싫었던 기억들이 가끔 나왔어요. 부모님들. 나름대로 서운하게 컸다고 많이 생각하고 컸거든요. 편애하고, 딸이라서. 그런 생각도 있지만 그럴 수도 있다는 생각도 같이 나오기도 하고, 산 명상할 때 작년, 재작년에 갔던, 안개가 끼어서 앞도 안 보이는데, 그런 곳에, 비루봉인가 가족 여행에서 갑자기 물 한 병 들고 큰 산을 올라갔던, 소백산, 다 품으라고 할 때 가슴이 참 따듯해지는 그런 느낌, 빗소리 들으면서 하는 명상이 최고였던 것 같아요. 너무 너무 좋았어요. 처음 해봤거든요. 묵언은 전 곁다리로 다니지. 남들은 묵언 수행을 한다, 단식을 한다고 그러면, 싫지만, 준비 시작, 하는 스타일이거든요. 끌려 다니는 스타일이거든요. 정말 좋았어요.

C 수요일 날 그날 오후부터 되게 가라앉았어요. (G: 왜?) 불안감이, 한 달 만에, 확 들어와가고요. 날씨도 그렇고. 그런 불안감이 엄습하면서 목금토 되게 힘들게 지냈거든요. (G: 오늘 토요일인데?) 수목금. 앉아 있어도 호흡에 집중이 전혀 안 되고, 자꾸만 와이프 걱정. 와이프가 아프니까 생각이 맴돌고, 걷기 명상은 걷는 데 집중하니까 그때는 편했거든요. 망상이 거의 다 안 되고, 그런데 앉기만 하면 망상이 들고, 마치 자애 명상할 때 참 많이 달라졌다고 생각이 들었어요. 예전 같으면 어머니를 조대. 어머니에게서는 많이 벗어났구나 내가. 6주째인데, 6주 동안에 큰 성과라고 하면 어머니에게서 벗어났다. 그 자리에 와이프를 초대했고, 생각하면서 눈물이 많이 났어요. 잘못한 것도 되게 많았었고, 십 수 년 동안. 교수님이 지적을 해서 다음날 이야기를 했더니

십 수 년 만에 처음으로 이야기한다고. 처음 아버님 돌아가시고, 제가 어머니에게 열쇠를 드렸어요. 어머님에게 필요할 때 오시라고, 연락도 없이 불쑥 열고 들어오고, 직장생활하고 있었는데. 빈 집에 들어와서 냉장고 뒤지고, 전화해가지고, **누가 어떤 반찬을 좋아하는데, 왜 그 반찬이 없느냐?고 전화하고.

G (언제예요, 그런 이야기를 한 것이?)

C 수요일 아침에.

G 너무 당연하다. 당연한 건데. 그런 이야기를 들으면, 당연한 건데. 15년 만에 내가 사랑하는 어머님의 비행을 처음 들었다면 너무 당연하잖아요. 사실은 너무 자연스러운 거지. 병이 아니라. 해석의 문제라는 거지.

C 심장 떨리고, 지금도 조금만 불안하면 심장이 떨리고, 손이 떨리고.

G 말을 못했지. 효자 아들.

C 가짜 효자. (웃음) 왜 반찬을 안 하느냐, 왜 전화를 안 하냐고. 좀 가보고 그러지. 식사를 하게 되면 꼭 어머니를 모시고 같이 식사를 하고, 그런 생활을 10년 가까이 한 거예요. 그거에 대한. 그런 일이 형들이랑 형수님들은 알았더라구요. 특히 형수는 전화해서 너무 고생한다고, 정말 미안하다고. 저번 주까지도 반찬 만들어라. 어머니 갖다 드리게. 밤찬 만들 때. 어머니 갖다드리면 정말 맛있게 먹어요. 어머니가 맛있게 먹어요. 나에게는 큰형에게도 맛있게 먹었다. 와이프 만나면 귀에 대고 '다음부터는 가지고 오지마!' 깻잎이랑 멸치조림 같은 거, 잘 먹고, 와이프에게는. 앞으로는 왕래를 못하게 해야 되겠구나. 수요일 아침에 그 이야기를 들으니까. 정말 미안하더라구요. 너무나 미안하고, 머리가 언제부터 아팠느냐? ○년 되었다고 하더라구요. ○○년 전부터는 심장이, 머리는 ○년 되었다고. 전부 어머니에 대한 스트레스, 나

에 대한 스트레스라고 생각하니까 정말 미안하더라구요.

G 현실이잖아요. 현실을 알아차려야 해요. 스트레스가 있다는 것을 알아차려야 해요. 갑자기 빌려 들어오는 거예요. 미봉책으로 살았어. 난 명상한다고 돌아다니고. 소문난 효자잖아. 부인은 죽는 거지. 동서들이 지지적이었고, 지금은 시작이잖아요. 내가 그렇다는 건 알잖아요. 그런 해석이 문제잖아요. 날씨와 연결시키는 것은 아니다. 비합리적이잖아요. 자꾸 그걸 알아차리는 연습. 그리고 미워해야 할 사람이 아니라. 당사자는 얼마나 힘들겠어요. 그런 세상을 사셔야 되는 당사자는 진짜 더 괴로운거지. 사람과 사람 행동을 구별할 수 있어야 해요. 그런 세월을 산 당사자는 더 힘들어요. 엄마로서 사랑과 미움은 같은 것이에요. 동전의 양면이다. 사람과 그 사람의 행동을 구별할 수 있어야 한다. 내가 불안하고 부인 걱정이 되는 것은 너무나 당연하지요.

C 뭔가 이유가 있을 텐데. 합리화시키는 것이 싫드라구요. 약간 기분이 나쁘더라구요.

G 너무 자연스러운 것이다.

C 자연스럽게 못 받아들이는 것이죠.

G 당연하다. 못 받아들이고, 상대가 엄마이기 때문에 당연하죠.

C ○○년동안 와이프에게 잘못했다는 것을 느끼고, 부인이 ○○년간 얼마나 무심했는지 알았느냐고… 사랑하는 사람이 애기가 먼저 생각날 줄 알았는데, 와이프가 생각나드라구요.

G 너무나 당연하건지. 그런 고백은 너무나 감사한 사건이지요. 안 그래요? 고맙다고 해야죠. 이 직도 솔직한 것이 안 되잖아요. 내가 눈이 어둡고, 관계가, 나는 만들어져왔다. 속을까봐 불안한 거예요.

C 저에 대한 신뢰감이 상당히 떨어져요. 그런 방어적인 것이 많아요. 사기당할까봐. 돈 거래할 때 특히 예민해요. 계약에서 힘들어요.

G 당연하다. 올해는 잘 했다고, 생존에 필요한 거예요. 내가 이상한 것이 아니예요. 생존하는 유일한 방식이에요. 증상은 내가 필요해서 발생해요. 내가 필요해서. 생존하기 위한 반응이죠. 대책이 없으니까 몸으로 증상이 나타나면 도와주었잖아요. 잘 몰라도. 자연스러운거예요.

C 큰 형이 와서, 형수가 졸라서 어머니 집을 증여를 해주었어요. 설득해서. 부인이 좋아할 줄 알았는데 별로더라구요.

A 제 생각은 마음에 여유가 없어서 도움이 안 될 것 같아요. 편을 들어주어야지.

G 엄마가 연세가 있고.

A 나하고 같아서...

G 새로운 인생의 시작이지. 어떻게 보면 신기가 있다. 엄마 벗어나겠다고 처음부터. 전화위복이 될 것이다. 예민해지면서, 지금은 다 못 믿지만 이제는 선별할 수 있고, 옷을 벗게 되면, 선별하게 되면 새로운 인생을 시작하는 것이다.

C 지금 작년부터 삶을 지금 바꾸지 않으면 미래에 희망이 없다라고 그런 생각이 많이 들어요.

G 직관적으로 다 안다. 본인이 다 할 수 있잖아요. 점 쳐서 하는 것이 아니라. 과학적으로 하는 것이다. 모든 것을 다시 시작한다 하세요.

C 앉아서 딴 생각만 했어요..

G 모두 그것이 명상이다. 망상이 들었다는 것을 알아차렸잖아.

D 그래서 명상을 하는 거다.

C 걷기 명상만 좋았다. 오로지 순간에 집중하니까 그것만 명상이라고 생각했어요.

G 다 잘 될 거다.

A 나랑 똑같아. 저도 처음에는 시댁관계가 깊은데, 내가 알아서 좋은 것이 좋은 거다. 저도, 왜 전화 안하냐. 반찬을 싸줘라. 반찬하면 내가 안 싸주면 직접 싸가지고 가서, 그런데 전화 와. 맛있게 먹었다. 콩쥐 콤플렉스를 만들어. 계속 그렇게 하게 만들어. 가서 해주어요. 어머니가 조금씩 조금씩 돌아서지. 우리 어머니는 며느리는 사람도 아니다. 당신은 딸이랑 놀면서, 시댁에 가면 부엌에서 못 나와요. 엉덩이를 붙일 시간을 안 주어. 멸치라도 까라고 해요. '어머니가' 그러면 그 말 자체를 싫어해. 막 화내! 시댁 갔다 오다가 대판 싸우고, 그 말 하니까 눈물이 나잖아.

C 시골에서도 유명한데, 여기서도 싸움하고 다닌다. 돈 안주었는데 돈 주었다고 하고, 동네 아줌마들이 나 지나가면, 어머니 잘 챙기라고, 잘 될리니 모르겠어요.

C 첫마디가 ○년 만에 하는 이야기인데.. 처음 하는 이야기가. 갑자기 와서.

B 나도 눈물 날라고 하는데.

C 그리고 그냥 출근했어!

G 아이고 저런 화상이. (모두 웃음)

C 사무실 와서 곰곰이 생각하니까

G 자기를 방어하기 위해서 당사자는 충격이다, 사실은 남편도 속으로는 알 거예요. 그러니까. 성질을 낸다는 것은 안다는 증거이다.

C 형님이 다 안다고 해.

A 난 가슴에 굴리고 있으니까. 자기는 행복하지.

C 되게 힘들었어.

G 본인이 알아요. 본인이 하잖아요.

C 절박하니까. 어머니에게서 상당히 자유스러워졌구나.

G 그러니까 받아들이는 것이죠.

C 명상 열심히 하고 오지 마라고 하더라구요. 이걸 하면서 좋아졌다는 걸 느끼는 것 같아요.

B 말해도 되겠다 싶으니까 한 것 같아요.

A 헤어져서 기회를 안 줄 수도 있어.

G 10년 만에 이야기를 해서 다 잘 될 겁니다. 그러나 친정이 뿌리에요.

A 맞아요.

G 문제는.

C 가족이 중요하구나.

A 친정 식구들이랑 술 마시고 이야기한 적이 있어요. 나도 그렇게 살았다. '내가 그렇게 했으면 미안하다.' 그런 걸 기대했는데. '내가 너만 그랬으면 내가 죄를 받지.' 더 속만 상하고, 형제들이 아니까 아이고 누님 우리 언니. 술도 한 잔 더 주고, 계란 가지고 편애를 많이 받았어요. 오빠주고, 동생 주고, 넌 건강하니까 안 주고, 초등학교 때 오기로 안 먹은 적도 있고, 떡도 옆집에서 오면 오빠를 반절을, 거기에서 또 반절을, 또 반절은 여동생을. 그때부터 약이 살살 오르고, 엄마가 맛을 보고 날 준 거에요. 나 안 먹어. 버리니까 닭이 쪼아 먹은 거에요. 오빠는 아직도 먹고 있는데, 엄마한테 부지깽이로 온 동네를 몇 바퀴를 돌다가 내가 엄마가 땀을 뻘뻘 흘리고 날 아 오는데, 일부러 집으로 들어가서 잡혀주었어요. 정말 피나게 맞았어요. 그런데 있어요. 그렇게 당한 거. 심지어 여동생한테까지. 지금도 떡순이예요. 먹지 않아도. 떡을 다 가지고 있어. 지금도 차곡차곡 쌓아 놓아요. 새록

새록 떠올라요.

엄마는 기억을 못하더라구요. 저년은 쓰잘데없는 것만 기억한다고, 편애가 슬픈 건데. 나만 먹고 너만 안 주었냐고 그래요. 지금도 가긴 가요. 옛날 생각도 나요.

G 사랑을 받으려고.

C 나처럼.

A 한 번씩 약 올라요.

D 옛날에 하던 것이니까, 홍보만. 극영화 쪽은 안 해봐서 해본 적이 없으니까. 이떻게 할까 그런 생각도 하다가. 애기랑 오니 안 오니. 묵언이라 하면 안 되는데 왔더라고요. 방해될까봐 숨어서.

B 내려가다 보니까 아이가 있어서 말을 안 해야 되니까 그냥 앉아서 풀을 뽑았는데.

D 전 숨어서.

B 전 손님들이 와 있으니까 차를 가지고 동생들이 가니까. 장거리를 가니까 걱정도 되고, 어젯밤에 늦게 자서 딱히 뭔가 떠오르는 것은 없었는데, 받고 싶어서 더 잘하나? 우리는 큰집이라서 증조할머니, 남자들 상이 따로 있었어요. 여자들 상이 따로 있어요. 갑자기 그 장면이 떠오르면서 너무나 당연해서 스트레스를 받았다고 생각을 못했는데, 난 남들에게 잘하려고 하거든요.

C 우리 와이프도 그랬다고

B 난 우리 딸들은 무조건 이쪽으로.

A 아이고 그렇게 살았나! 몰라(모두 웃음)

B 전 당연한 일상이어서. 시골에 내려와서 살면서 자유롭게 사는 부부들도 있어요. 참 좋겠다. 지금도 남자를 소개시켜준다고 해도, 각자

생활을 했으면.

G 각자 나름.

Mindfulness-Based Stress Reduction

마음챙김에 기반한
스트레스 감소 프로그램(MBSR)
매뉴얼

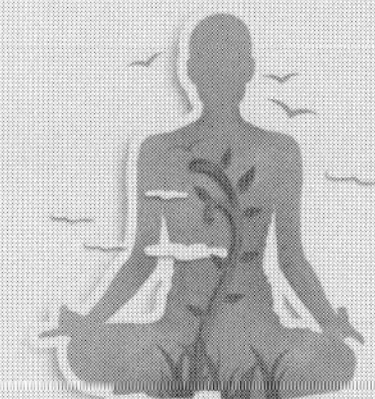

7주차 수업

섭식과 건강(먹기 명상)

준비물

지도자가 준비할 것들

건포도 한 통(새것으로 준비한다).

연구나 명상에서 필요한 설문지.

소리를 내서 시작 끝을 알릴 수 있는 소리 나는 종이나 악기.

수련생들이 준비할 것들

편안한 복장, 누울 때나 앉아 있을 때 사용할 수 있는 매트나 방석을 준비한다.

노트

산 명상 그리고/또는 호수 명상을 소개하기 위한 좋은 자리 찾기. 이러한 이미지들은 현 순간을 다른 장소나 시간으로 데려가기 위한 것이 아니라 더 깊은 수준에서 실습을 이해하기 위해서 사용된다.

가끔 수업을 참가자들에게 자리를 몇 번 바꾸도록 지시해서 시작하곤 한다. 실내(방)를 다른 시각에서 보아라. 똑같은 실내(방)인가? 당신은 처음 이 방에 들어왔을 때 왜 지금 이 자리를 정했는가? 당신이 별로 좋아하지 않는 자리를 선택해 보아라. 그럼 그 느낌이 어떤가? 어디에 있던지 편안할 수 있다. 방에서 어디를 선택하는 것, 명상할 때 자리를 잡는 것 같은 미묘한 것들을 알아채라. 장소에 애착하는 것을 알아채라. 이 순간에 나는 어디에 있는가? 나는 어디로 가고 있는가? 모른다.

이번 주에 실시한 공식/비공식 명상 수련(일상에서)에 대해 생각해 보아라. 훈련을 자신의 것으로 만드는 것에 대해 강조한다.

이번 주에는 테이프 숙제가 없다.

참가자들에게 스스로 45분간 수련할 수 있도록 권한다.

참가자들은 자신이 오늘 무엇을 수련해야 할지, 어느 정도로 연습해야 할지 등등을 정한다.

이 프로그램이 끝난 후 진행되는 평가인터뷰에 참가자들이 등록할 수 있도록 한다. 이것은 8주차 수업에서도 할 수 있다.

Chapter 08

7주차 수업 : 섭식과 건강(먹기 명상)

Mindfulness-Based Stress Reduction

지난주 나눔

G 어때요? 자리 바꾸어서 앉으니까 똑같애요?

A 처음 앉았을 때만 이상하지 눈감고 나니까 똑같아요. 괜찮아요. 첫날 앉은 자리. 그렇게 되더라구요. 연수를 가도 첫날 그렇게 앉으면.

C 암묵적인 동의.

A 관광버스를 타도 아침에 탄 자리, 점심 먹고 나서도 같은 자리.

C 저는 산만했어요. 호흡은 잘 되는데. 이 생각 저 생각, 산만했어요. 어디 갈까. 배고파 죽겠네. (같이 웃음) 호흡은 참 많이 좋아졌어요. 탁탁 걸렸는데.

B 저는 어쩔 때 오른쪽 다리가 쥐날 때가 있거든요. 오늘 유난히 저릴 때가 . 오늘 그런 날이고, 손가락은 손가락대로 저리고 다리가 저리고, 아프고 땀은 나고, 아이고 (모두 같이 웃음) 정신이 없었어요.

C 생각하다가 꿈이 나오고, 아버지 꿈이.

G 그렇게 해석하면 그런 것이지요. 내가 의지할 곳이 아버지밖에 없고, 나쁜 신호 같지는 않아요. 아버지는?

C 우리 아버지요? 한량이지. 풍류를 즐기셨지.

B 잘 생기고 키도 크고

C 조금 유명한.

G 아직 까지는 내가 안정되어 갈수록 아버지가 되겠지요.

C 아버지하고 많이 친했죠. 아버지가 너만 걱정하지 않는다고. 그러다

보니까 돌아가셨을 때도 전혀 당황하지 않았어요. 다른 자식들은 걱정이 되는데 넌 걱정하지 않는다고 항상 그러셨어요. 말년에 제가 보살펴드렸어요.

지도자가 알아야할 사항

정좌명상을 30분한다. 명상 중에 길을 잃으면 다시 호흡을 닻으로 삼아라.
종일 묵상(명상)에 대해서 토의를 한다. 묵상(명상)에 대한 반작용과 반응, 호불호. 묵상 후의 느낌(감정). 무엇을 보았고, 자신에 대해서 무엇을 배웠는지, 다른 담당자와의 만남 그리고 오늘 하루 다른 모습에 대한 자신의 반응.

명상후의 나눔 예

A 시골 이사 와서 기억이 나요. 아버님이 병이 나서, 초등학교 2학년 때 왔어요. (왜 이사를) 아버지가 서울에서 있다가 형님들이 계시는 시골에 보금자리를 품고 싶으셨어요. 시골에다 논을 사서 형님 옆에서 살고 싶었던 거예요. 서울에서 살 때는 기억에 그런 것은 없었는데. 초 2학년 이사 오면서 그 전에는 그런 것이 없었는데, 그때부터 편애가 시작된거야. 예삿날에는 그런 것이 없었는데. 처음 이사 와서 처음 보는 논길에 어린이 걸음으로 4,50분간을 걸어서 가는데, 전혀 기억이 없었는데. 명상을 하면서 이뻤던 시골길. 6월에 전학을 왔거든요. 모내기를 해서 논이 푸릇푸릇한 길을 정말 예쁘게, 올 때는 네가 알아서 걸어와라. 그 길을 걸어온 기억이 나는 거예요. 전혀 그런 기억이 없었어요. 내가 맘이 풀어질려고 그러나? (웃음) 그런 생각이 났어요. (웃음) 시골에서 늦게 들어가면 엄청 맞았어요. 밥 안한다고 초3학년부터 밥해먹고 살았어요. 지금 생각하면 어떻게 그렇게 살았나 싶어요. 옛날에는 속상한 것, 당한 것, 그런 것만 그랬는데. 아까 명상에는 갑자기 그 예뻤던 논길이 생각나고, 어머니가 학교 선생님 만나러 오시고, 선생님이 예쁘다고 하고 그런 것이 갑자기 딱 떠오르는 거예요.

G 부정한 이야기를 다 내놓으면 다른 것들이 나오잖아요.

C 엄마를 흉보는 것 같고. (웃음)

G 털어놔야 그런 것이 나오잖아요. 그래서 통합이 되는 거지요. 좋은 엄마와 나쁜 엄마가 통합이 되는 거지. 긍정적인 엄마 아빠가 나온다. 인간이 되는 거다. 엄마 아빠가 나와서 융합이 된다. 나만 맨날 그런 것은 아니죠. 그런 과정에.

A 처음으로 그런 것이 나왔어요.

G 정리가 된다.

C (명상 후 절차에 대한 질문과 답) 여기 오는 시간이 제일 행복해요.

G 계속 억압해놓고 있었던 것들이 명상하면서 생각이 떠오른다. 무념무상이 아니다. 아마 청소가 다 된 후에야 무념무상이 가능할지도 모르겠다. 우리는 현실 속에서 일하면서 이런 작업을 하는 것이다.

C 직접 부딪치는 거요. 우리가 대단한 것 같아요.

G 맞아요. 우리가 대단한 거지요.

C 일일부작이면 일일불식이라. 일하지 않은 사람 먹지도 마라.

G 대단한 거지요. 배워서 다른 사람을 도와줄 수 있잖아요. 방법을 모르는데. 지금은 그런시대가.

C 생각해보면 그렇지만 A도 그랬지만 제가 2주 정도 지났을 때 그런 생각이 들었어요. 내 문제로 해결하므로써 똑같은 문제를 갖고 있는 사람에게 도움이 되겠다. 그 뒤로 쭉 잘되더라고요.

G 내 문제를 해결하겠다. 에 더해서 다른 목적이 생겼다.

B 그 마음 때문에 더.

C 수행자는 기본적으로 보리심이 있어야. 무슨 말인지 몰랐거든요.

G 몸으로 보여 주어야.

지도자가 알아야할 사항

처음 실시하였던 건포도 먹기 명상을 다시 해보고, 먹기 명상을 해보도록 한다. 침묵 속에서 마음 챙겨서 먹는 속도를 늦추어서 해본다.

이미 한 번 건포도 먹기 명상을 시도하여 침묵 속에서 한 끼 정도를 먹어보라는 숙제를 냈었다. 이런 숙제를 통해서 자신의 섭식 행동에서 변화를 느끼게 시도한다. 이런 시도는 식사습관과 관련되어 있어서 바꾸는 것이 쉽지 않다.

주제

어떻게 무엇을 우리가 먹는가는 우리의 건강과 웰빙(행복)에 영향을 끼칠 수 있다. 섭식과 건강이상의 관계에 대한 정보를 가지고 논의하는 시간을 갖는다.

어떤 특정한 음식이 중요하다는 것이 아니다. 자기 삶의 다른 영역에서처럼 자동조종 방식의 통제에서 벗어나 먹는 데에서도 주의를 기울이고 자각하여 먹도록 시도한다. 음식과 몸의 관계에 주의를 기울이는 일은 본인의 건강에 아주 중요하다. 이렇게 중요한 음식과 자신의 관계에 관심을 갖게 되면 식습관에도 주의를 줄 수 있다. 이미 명상을 통해서 어떤 음식이 본인에게 미치는 영향을 자연스럽게 자각하였을 수도 있다. 그러면 음식에 대한 자신의 욕망과 몰두도 알아차렸을 것이다.

특정한 음식에 대한 탐닉이 있다면 그 열망이 어디에서부터 나왔는지 스스로에게 자문해 본다. 진정으로 원하는 것이 무엇인지 알아본다. 이 특정한 음식을 먹어서 얻으려고 하는 것이 무엇인가? 이 음식에 중독되어 있지는 않는가? 이 열망을 일단 내려놓고 하나의 감정이나 생각으로 바라볼 수 있는가? 지금 이 순간 먹기보다는 다른 건강한 만족을 주는 다른 것은 없는가? 이런 자각은 당연히 음식에 대한 생각과 감정을 바라볼 수 있게 하여 그런 감정과 생각을 내려놓을 수도 있다.

이렇게 자동조정 방식에서 벗어나, 언제 무엇을 먹을 것이고, 음식의 맛은 어떻고, 이 식품은 어디에서 나왔고, 그 속에 어떤 성분들이 들어 있으며, 그것을 먹고 난 후에 나의 몸의 반응은 어땠는지 지속적으로 마음챙김할 수 있을 것이다. 그렇게 된다면 음식에 대한 영역에서도 자연스러운 변화를 가져올 수 있을 것이다.

먹기 전에 스스로에게 '내가 정말로 배가 고파서' 먹는지 알아본다.

식사 중에도 신체의 소리에 귀를 기울인다. 배가 이제는 '충분하다'고 할 때 내가 인지할 수 있는지 알아차린다. 만약에 그런 소리를 들은 시점에서 어떻게 하는지 바라본다.

식사를 한 후, 몸이 어떻게 느끼는지 자각해 본다. 몸의 느낌을 자각하고 어떤 음식이었는지 살펴본다. 조리법이나 음식의 성분을 잘 살펴본다. 가장 많이 포함된 성분은 무엇인가. 그 성분 중에 본인에게 도움이 되지 않는 성분은 있다면 어떤 다른 것으로 대체할 수 있는 것은 있는지 찾아본다.

음식뿐만 아니라, 눈, 귀 그리고 코를 통해 무엇을 받아들이는지 알아본다. 예를 들어, TV에서의 다이어트, 신문, 나쁜 뉴스, 공기 오염 등등과 같은 것들.

단순하게 음식을 먹는 것을 즐기기 위해서, 자신의 건강을 개선하고 심장질환이나 기타 여러 병의 위험을 줄이기 위해서 식사습관을 바꾸려고 한다고 해도 습관을 바꾸기는 쉽지 않다. 그야말로 자동 조정 방식으로 식사를 하게 된다. 이는 섭식과 영양에 대한 정보만으로는 가능하지 않다고 볼 수 있다.

딘 오니시의 요가와 명상 건강법(장현갑 외 번역, 2009)에서 보면 참여자들은 채식 요리를 먹고 종전의 음식을 거의 포기하고 자신들의 식습관을 바꾸고 새로운 섭식 방식을 지속하도록 지지와 격려를 받아서 건강해진다 해도 냉장고에 다양한 냉동음식과 스낵을 준비해둔다.

식습관을 바꾸기 위해서 할 일은 왜 그런 시도를 할 것인가에 대한 자각이다. 그리고 자동조정 방식으로 다시 돌아가려고 할 때마다 다시 왜 본인의 식습관을 바꾸어야 하는지에 대한 이유를 다시 상기하고, 자신의 식습관과 무엇이 자신에게 건강한가에 대한 자각을 한다. 그러면 음식에 대한 욕망과 집착에 마음챙김하여 음식에 대한 생각과 감정들을 바라볼 수 있게 될 것이고, 선택하게 될 것이다.

미국 음식에 포함된 지방과 CAD 그리고 암과의 관계에 대해 토의한다. 저지방 식사, 요가, 명상, 걷기 운동, 감정의 표현, 사회적 격리의 역할 그리고 사회적 후원으로 인한 일상생활의 변화가 CAD의 감소를 일으킨다는 Ornish의 연구에 대해 이야기 한다. 음식물 속에 들어있는 화학제품(화학물), 물 공급, 매사추세츠 주의 암 역학, 먹이사슬의 오염(PCB, 중금속 등등) 에 대해 언급한다. 식품라벨 읽어보는 것의 중요성도 이야기한다. 총 칼로리 섭취가 건강과 질병에 미치는 관계에 대한 연구에 대해 이야기해 본다. 이것들은 간략하게 다룰 수 있는 내용들이다. 재차 강조하지만, 이번 주제는 음식과 식이요법에 대한 충동성에 대한 마음챙김이어야 한다. 위험한 다이어트, 약한 자존심(자존감?), 남용, 우울증, 불안이 이번 주제에 포함된다. 어떻게 하면 건강에 해로운 다이어트에서 벗어나, 올바른 다이어트를 실천할 수 있는가에 대해서도 이야기한다. 건강한 다이어트 패턴을 방해하는 것들, 특히 정신적인 장애물을 지각하거나 주의한다.

homework

08

7주차 숙제

마무리

30분 동안 정좌 명상을, 선택 없는 깨어있기 명상을 한다. 만약에 명상 중에 길을 잃는다면(딴 생각을 한다면) 자신의 호흡을 닻으로 삼아라.

숙제

- 숙제 없음.
- 공식 명상을 최대한 열심히 수련하도록 한다.
- 이 프로그램이 끝난 후를 대비한 비공식 명상 (일상생활에서의 마음챙김) 수련
- 자신이 무엇을 섭취하는지 주의 깊게 살펴보기.
  예를 들어, 얼마만큼, 언제, 무엇을, 얼마나 먹는지. 지방 섭취량과 콜레스테롤 섭취량은 어느 정도인지. 그리고 식품라벨 보기 등등.
- 음식의 원료도 알아본다.

Mindfulness-Based Stress Reduction

마음챙김에 기반한
스트레스 감소 프로그램(MBSR)
매뉴얼

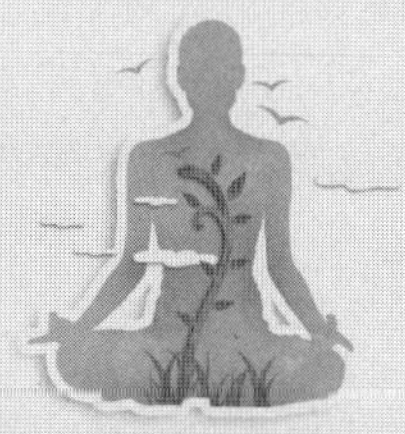

8주차 수업

본인 명상 계획

✓ 준비물

지도자가 준비할 것들

연구나 명상에서 필요한 설문지.
수행일지(부록).
명상센터 주소지 등 자료준비

수련생들이 준비할 것들

편안한 복장, 누울 때나 앉아 있을 때 사용할 수 있는 매트나 방석을 준비한다.

✓ 노트

모두 바닥에서 30분 정도 바디스캔을 수련하고 (첫날 한 것처럼 원으로 시작했기 때문에 완전히 원으로 해서) 이어서 정좌 명상을 약 30~40분 정도 실시한다.

바닥에서 작은 그룹 토의 그리고 큰 그룹 토의를 시행한다.

질문 예:

(1) 왜 처음 이곳에 왔는지, 이 프로그램에 거는 기대는 무엇이었는지, 왜 지금까지 계속 참가했는지 자신을 되돌아본다.
(2) 당신은 이 프로그램에서 무엇을 바랐는가?
(3) 무엇을 배웠는가? 무엇으로부터 자유로워졌는가?
(4) 어떠한 희생을 하였는가?
(5) 자신의 성장과 치료에 무엇이 가장 큰 장애물이었는가?
(6) 이런 장애에 막히지 않기 위해서 어떤 전략이 좋을까?

이번 주에 테이프 없이 훈련이 어떻게 이루어 졌는지 간단히 물어본다.

참가자들에게 이 프로그램이 끝나는 것에 대해 어떠한 느낌이 드는지 물어본다.

Chapter

09

8주차 수업 : 본인 명상 계획

지난주 나눔

G 전체적으로 되돌아보는 건데요. 어떤 목적으로 와서, 뭐가 좋아졌고, 어떤 희생을 치르진 않았는가? (이 말에 잠깐 모두 웃음) 장애물은 없었는가? 그것을 없애기 위해서 뭘 노력했는가? 등등을 전체적으로 이야기해 봅시다.

A 희생이라면? 뭘 말씀하신건가요?

G 예를 들면 많은 것을 들 수 있죠. 시간을 낸다든가, 이 일 때문에 다른 할 일을 못한다거나 뭐 그런...

A 그런 희생이라면 할 만한 희생이었구요.(모두 웃음) 처음에, 사는 데 외부에서 사건이 들어오면 나약하게 그런 생각을 하거든요. 내가 할 수 있을까? 이런 생각을 하고 하면서도 계속 걱정하고 그랬어요. 이런 프로그램이 있다고 해서 한 이유는, 강인한 정신력을 가지고 싶어서 왔는데, 그래서 왔는데 8주 동안 하면서 이 8주만 아니라 앞으로 강하게 심어져야 되겠는데, 계속해야겠지만, 지금까지는 좀 더 자신에게 긍정적으로 보아지고 그랬던 거 같아요, 무슨 사건이나 일을 할 때 여유로워지는 것 같고, 뒤로 한 발짝 나를 놓고 뒤에서 바라볼 수 있는 힘이랄까, 그렇게 하려고 노력하고, 그런 힘이 좀 길러졌다고 생각이 들어요. (웃음) 앞으로 그렇게 살아야 할 텐데. 자꾸 망각하고 잊어버릴까봐, 본성이 나올까봐 염려가 되거든요. 끝나도 명상은 해야 될 텐데(다 같이 웃음)

아침에 5시 반경에 일어나서 바디스캔 좀 하고 호흡명상하려고 하는

데 애를 써요. 바디스캔하다 보면 누워있으면서 명상하기가 참으로 힘들더라구요. 평온해지니까, 평소에는 이 생각 저 생각하고, 오늘 반찬 뭐할까 하면 잠이 안 드는데, 바디스캔을 하다 보면 잠이 들어요. 그러다가 깨서, 잠깐 호흡 명상하고, 시간은 못채워도. 출근하면 아무것도 못해요. 아이들과 있는 시간은 아무것도 못하고, 다시 집에 와서 잠자리 들기 전에 명상을 하는. 그렇게 해봐야 되겠다라는 생각은 해봤고, 그렇게 일주일 동안 하려고 하고, 그렇게 해봤어요. 계속 노력을 해야 할 텐데, 제 자신에게도 의문이고 걱정이 돼요. (모두 웃음)

C (웃음) 그냥, 그러니까. 글쎄, 배고픈가? (웃음)그냥 8주 하는 과정에서 그런 생각이 많이 들었어요. 조백! 조백이라고 술 찌꺼기, 그런 생각을 많이 했어요. 술 찌꺼기 먹고 취한 삶. 술 먹고 취한 것이 아니고 남들이 많이 만들어 놓은 사상이나 이론, 체계들, 딴 사람들이 만든 것, 그런 것에 끄달렸다. 순간순간마다. 살아온 역사가 무협지와 만화의 역사이다 보니까. (다 같이 웃음) 결론적으로 나 스스로에서 자유스럽지 않은 삶을 살았다. 그러다 보니까 자꾸 망상 속에 빠져들고, 그런 것 때문에 오게 되었는데, 그런 이유인데. A 말씀처럼 나에 대한 자신감. 주체적인 삶을 살아야 되겠는데, 그런 거에 힘이 없으니까. 다니면서 수련도 하고, 강의도 많이 들었지만, 그런 것들이 내가 만들어 낸 것이 아니고 외부에서 들어오는 것이라서 물론 하는 동안에 롤러코스터를 탔죠. 굉장히 좋은 주도 있었고, 힘들었던 주도 있었고, 그런 과정에서 주체적인 삶을 살 수 있도록 삶의 전환? 많이 벗어난, 약간은 자유스러움이 생겼고, 삶의 전환. 종일 명상하면서 어머니에게서는 벗어나서 자유스러워진 것 같아요.

명상 측면에서 보면 걷기 명상, A와 다르게 바디스캔 굉장히 잘 돼요. 오디오 틀어놓고 하면 오로지 느껴보고 호흡하고 걷기 명상도 그렇고, 앞으로 주로 많이 해봐야겠구나. 항상 잘 때, 회사에서도 해요. 밥 먹고 큰 책상에서도 누워서 해요. 점심 먹고 동네 일곱 걸음 걷고, 걷기 명상도 방향을 틀고, 방향을 안 틀면 안되더라구요. 방향을 틀어야 되더라구요. (웃음) 지금에서는 오늘 8주 마치고나서 마치는 과정에서 생각이 드는 것은 망상이나 안좋은 예측 그런 것들이 들어오면 예전과 달리 많이 조절하는 힘이 생겼어요. 예전 같으면 꼬리에 꼬리를 물고, 얼굴이 노래지고, (다 같이 웃음) 그런 적이 많았어요.

G 개구쟁이 된 것 같다.

C 예전과 달리 힘이 생겼어요. 막연한 긍정감으로, 아이 잘 되겠지. 지금은 그것이 아니라 내가 똑바로 살면 내는 잘 된다. 나도 모르게, 책 보고하는 것이 아니라. 그런 생각이 들기 시작하더라구요. 주체적으로 서면 나는 잘 될 것이다. 옛날에는 무조건 긍정적으로 생각하라니까 억지로? (G: 네 억지로.) 지금은 그것은 아니고, 긍정적으로 생각, 그러니까 사람들에게도 자신 있게 MBSR을 이야기하는 것 같구요. 사람들한테도요.

G 부인은요?

C 지금은 와이프가 제 위에 서 있었죠. 지금은 맨날 뭐라고 하고, 이제는 자기가 가족회의를 주도해요. 이제는 자기가 주도하고, 큰애가 핸드폰을 쓰는 것을 어떻게 할 것인가? 토론을 하는데 자기가 다하더라구요. 좋은 건가? 딱딱 정리하더라구요.

D 이빨 빠졌구나 ! (웃음) 이제 집이 생겼어. .

G 지금 지난 주 거 보니까 너무 애쓰다 보니까 긴장을 하고 긴장 땜에 망상이 생긴 거고, 망상이 없어야 된다는 것도 망상이잖아요. 망상이 있으면 거리를 두고 보면 될 것인데. 망상에 빠져든다고 하는 것 자체가 알아차리고 한 걸음만 뒤로 물러서서 보면 될 텐데.

(C: 판단하지 않고,)

G 망상이라고 하는 것이 호기심이고 (C: 호기심!) 아이디어고, 나쁜 것만은 아닐 수도 있고 창조성일 수도 있고, 너무 있는 것만 안 하시면 될 것 같아요.

어릴 때 아직도 진행 중이잖아요. 끝난 것이 아니고, 긴장하고 있고, 가부장적인 제도에 희생되고 살았고, 죄책감으로 살았다. 여성주의적인 관점에서 투쟁도 못하고, 가치관으로 날 괴롭히고, 날 공격하고 왜 난 못되었을까?

G 인권의 문제일 수 있다.

A 저를 인식하지 못했으니까. 길을 나름대로 어떤 것을 먼저 시작해야 하는지.

부모는 참 힘든 것 같애.

내 주체성을 가지고 살면…

투사같애요, 투사.

B 다른 것은 모르겠는데 덜 피곤해요. 출장이 많고 사람들 많이 상대하니까 피곤한데, 이거하면서 부터는 확실히 덜 피곤해요. 다 할 수 있어요.

C 변한 것 중에 하나가, (아까 생각나지 않은 것) 사람들과 집중해서 이야기를 하는 것이 많이 좋아졌어요. 거진 다른 생각하고, 거의 다른 생각 안하고, 거래처 사장만나서 거의 95%는 다른 생각 하는 것 다반사였거든요.

G 그런데 어떻게 사업을 했어요?

C 참 신기해요. 앞으로 그러면 안 된다는 생각이 들어요.

G 명상은 선택적 주의 집중입니다. 너무 애쓰지 말고 주의 집중하면. 그동안 많이 노력을 하신 결과이다. 그러나 너무 애쓰지는 마시고, 연습이니까. 자꾸 하세요. 바디스캔을 하다보면 잠이 나중에는 안 옵니다.

C 이제 잠이 안 오더라구요. 바디 스캔하면서 궁금한 게 오디오를 듣는데, 발가락을 느끼고 호흡을 하는데, 들이 마셔서 내쉴 때 발끝까지 갔다가 내쉴 때 발끝까지 나가라고 하는데, 그것이 잘 안 되더라구요.

D 그럼 틀린 부분이 있다는 거예요? 다 듣는 분이 있네 (다 웃음)

A 하다 보면 잠이 들어요. 웃음 다 끝나고 나면 잠이 깨요. 이상해요. 끝나면 잠이 깨요. (웃음)

D 그러다가 잠이 안 와요. 옛날에는 자려고 많이 했는데. 이제는 잠이 안 오더라구요. (웃음)

G 해보면 알아요. 많이 하다보면 바디스캔을 하면 깨어 있게 돼요. 서로 이야기해주면 알 수 있다. 나눔이 중요하다. 이렇게 집단적으로 하면서 서로 확인이 됩니다. 지도자가 잘 해야 하고. 처음부터 조직할 때 여기에서 하는 이야기를 밖에서 이야기하지 않으면 안 된다는 것을 확인해야 합니다.

주제

지난 7주 동안 기술을 향상시켜왔던 공식 명상과 비공식 명상 훈련을 계속 유지할 수 있도록 한다.

"8주는 당신 인생의 덤이다."

시간이 지나더라도 명상 훈련을 뒷받침할 수 있는 다양한 방법들을 개괄한다. 책, 테이프, 수료 후의 프로그램들, 일 년에 세 번씩 있을 종일 프로그램, 안거 센터에 대해서 언급한다.

참가자들이 읽어야 할 책 목록과 힌트 그리고 주의사항에 대한 책자를 배포한다.

주위사람들과 손을 잡고 자리에 앉아 눈을 감고 원 모양으로 모여서 종업식을 시행한다.

지도자가 알아야할 사항

전체 코스를 복습하고 중요한 특징들에 대해서 강조한다.

명상후의 나눔

A 솔직히 혼자 하기는 한계가 있더라구요. 꼭 가야하는 시간이 있어서서, 강제성이 있어야 할 수 있겠다는 생각이 들어서 어제 학회에 찾아갔어요. 주위에 없었다. 가까운 정례모임도 자주 있고, 계속 노력은 하겠지만 개인적으로 계속 훈련하고 지부 모임을 강제성을 띠어야겠다. 체크가 안 되고 오해도 있고, 연습도 하고, 이렇게 모여서 같이 하니까 체크도 하고 정례모임을 할 수 있으면 꼭 같이 하고 싶어요. 이어가고 싶다라는 생각이 들어요.

바디스캔, 호흡명상하고 주위를 집중하면 하루에 한 시간 정도가 되더라구요. 한 시간 정도가 저한테는 적당한 것 같애서. 요가는 아이들도 있고 좀 어려워서.... 확실히 하타 요가를 하고 나면 감각이 예민해지더라구요. 앞으로 공간이 확보되니까 할 생각입니다.

B 저는 혼자는 하기가 어려워요, 여러 가지로. 같이 해야지. 남들과 같이 하고 싶다. 동생들이랑 같이 가자. 어떤 자리에 모여서 할 때 하고 싶어요.

C 저는 아침에 일어나서 하거나 밤에 하는데요, 아침에는 정좌명상을 하고 저녁에는 걷기 면상 후에 누워서 자고 싶어요. 자애명상이 좋아서 습관화되면 해보자. 그렇게 적어 봤어요.

D 쑥스러워요. 전 나만의 명상법을 만들어야 하는 줄 알고 그것 때문에 고민했어요. 연극 수업 때 배웠던 것이 생각이 났어요. 손만 가지고 물체를 만지고, 어떤 느낌인지 말하는, 느낌을 훈련한 방법이 떠 올랐어요. 호흡과 함께 초점을 맞추면 되지 않나. 이럴 수도 있는 거고, 만들어야 되는구나.

뭘로 하지 뭘로 하지 하다가 그런 생각이 들었다. 집중하다 보면 매

순간 순간마다. 나중에는 명상으로 채워지는 삶이 되지 않을까.

아침에 일어나서 정좌명상하면서, 요가 중에 필요한 자세만 편하게 앉아서 아침에 그거하면 기지개 펴듯이 그렇게 두 개하면, 잠깰 때 오래 있는 것 좋아해서 20분정도 하고, 차에서 5분 정도 해야 되고 저녁에 와서, 차에서 쉴 때마다 하는 것 같아요. 호흡.

눈도 피곤하다고 느꼈는데, 그전에는 영화를 10시간 가까이 보고, 그냥 보고 잤는데 눈이 피곤한지도 몰랐다. 지금은 운전만 해도 피곤하더라구요. 잠깐 눈 감고 초점맞추어서 하고, 저녁에는 바디스캔하면 흐뭇하더라구요. (그게 행복이다, 웃음) 잘 때가 되었구나! 바디스캔 그것을 하는 이유가 혼자 사니까, 바디스캔을 하면 따뜻해지는 느낌이 드니까. 혈액이 도는 느낌도 들고, 열이 따뜻하게 도니까 그 상태에서 자면 좋아요. 가스비 평소의 반만 나왔다. (웃음) 바디스캔이 오래 걸리는 편이니까 이제 하다 보면 잠들어 있거든요. 10분에서 25분 정도 걸리니까. mp3 파일 들으면서 하니까 끝까지, 그런 패턴으로 그렇게 하고 있었다.

G 그것은 결과이지 목적이 아니다. 하고 싶은 이야기해 봐라.

A 생활이 바뀌는 것 같으니까. 처음에는 통증이 많았어요. 저는 하타요가하고 몸살이 났어요. 생활 패턴이 바뀌는 것 같아요. 읽어야하는 독서량이 있다. 주사를 맞더라도 꼭 읽어야 되거든요. 요즘에는 생각 없이 자버리더라구요. 자버리니까 통증이 사라지더라고요. 저에 대해서 관대해지고, 전에는 도저히 생각하지 못했던. 몸이 말은 해주지 않지만 이제는 어디 아프니? 과감하게 팽개치고.

D 날짜가 8주라서 너무 짧은 것 같아요. 한 10주, 12주 쯤, 이제 빨강 띠 주고 이제 가! (웃음) 그런 것 같아요.

G 여기에 온 목적

E 여기 오고 싶은 것이 가장 큰 것은 행복해지고 싶었던 것 같애요. 여태까지 계속 공부를 하고, 일을 하면서, 나의 행복에 대해서는 생각을 안 하고, 다른 사람의 불행을 보고 해결하려고 했던 것 같다. 10년 넘어서 살다보니까 전혀 모르고 살았던 것 같아요. 일을 그만두면서, 지쳐서 그만두면서 행복하지 않았다는 생각이 들더라구요. 그래서 일을 중단하고 내가 어떻게 해서 행복해질 수 있을까 계속 찾는 작업을 하면서 이것을 알게 되었어요..

내가 일을 다시 하려면 행복해야 되겠고, 다른 사람을 행복하게 하려면, 내가 행복해진다면, 행복해지려고 반복하면서 알게 되어서 행복해지려고 이 자리에 왔는데 어렴풋이 알 것 같아요. 그전에는 불안, 초조한 마음이 있었는데, 명상을 하면서 여러 가지 생각들이, 여러 가지 장면들이 비추고 지나가고 그랬는데. 처음에는 빨려 들어갔던 것 같아요. 그 장면에서 좋았던 감정, 슬펐던 감정들에 빨려들어 갔다가, 요즘에는 전혀 아닌 것은 아닌데 관찰하게 되었다. 그냥 그 장면 그대로 관찰만 하다 보니까, 장면 그대로, 슬프거나 기쁘거나 그런 것은 없는 것 같드라구요. 그 장면은 그 장면인데, 내가 만들어가는 것 같애요. 그런 것들이 느껴져서, 아 이거를 자꾸 연습을 하면, 아 이것을 자꾸 연습을 하면, 날 관찰하고 주변을 관찰하는 연습을 하면 행복해지겠다는 생각이 드는 거예요. 왜냐하면 명상을 하면서 나도 모르게, 이유 없이 행복감이 느껴지는 것이 가끔 있더라고요. 이런 것은 아닌가? 하는 생각이 들어요. 모든 것을 버리고 관찰하는 것에 집중을 하면서, 관찰하는 집중하는 순간에 괜히 행복해졌다. 이유는 모르겠는데. 그래서 이 이제 좀 방법을 어렴풋이 아는 것 같다는 생각이 들어서, 많이 힘들겠지만 (웃음) 끝나고 혼자서 명상은 힘들겠지만, 그래도 제가 몇 번 느꼈던 행복감 때문에 좀 할 수 있을 것 같더라구요. 애들도 자꾸 깨고. 아프기도 하고, 가끔 돈도 모자랄 경우도 생기고 이런 것도 있겠는데.... 그래도 방법을 찾았다는 면에서 그러고 있습니다.

생활이 바뀌는 것 같드라구요. 하루에 해야 될 독서량도 있고, 아파 눕고, 링거를 꽂더라도 했는데, 요즘에는 아무 생각 없이 자고 이러니까 통증이 사라지더라구요. 저에 대해서도 관대해지니까 전에는 도저히 할 수 없었던 생활을 하고, 처음 그렇게 하다 보니까 과감하게 팽개치고 몇시간을.

G 하는 동안에 힘든 것은? :

E **에서 오는 것은 그렇게 힘들지는 않았어요. 오히려 제가 주로 머물고 있는 곳에서 떠나 있는 게 오히려 편해지더라구요. 머문 곳에서 떠났다는 것에 편안하게 느꼈어요.. 첫날 여기 왔는 데, 어디서 본 얼굴, 갑자기 어색해지고 불안했어요. (웃음). 지금은 아니라는 것은 알겠는데, 집중이 잘 되고, 제가 있는 곳은 저는 모르지만 저를 아는 사람들이 많이 있거든요. 떠나 있는 것이 편할 때가 있어요. 주위의 눈 때문에, 어떻게 보일까. 그래서 망설여진다. (여기라서) 더 집중이 잘 되는 것 같애요. 오히려 여기 와서 하면 편하고 긴장도 풀리고 잘 자고. (웃음)

집 주변에, 집 근처에 명상원이 있더라구요. 자꾸 눈이 가는데, 저기 가서 같이 수련 좀 하고 싶은데 주위의 눈 때문에 그러지 못하는데, 가도 되는지 남들에게 어떻게 보일지, 그래서 그것 때문에 망설여지더라구요.

F 저는 인명구조원 같은 것을 해서 늘 긴장을 하고 산다. 현장에서 응급조치를 하고, 몸을 혹사시키고, 저보다 남을 먼저 생각하는 일을 하다보니까, 긴장 속에서 산다. 교육 프로그램을 해야 한다. 바닷가에서 계속 교육을 하다 보니까.

명상을 통해서 자신을 찾아보고자 왔다. 하다보니까 잘 모르겠더라구요, 처음에는. 밖에서 듣는 것하고, 막상 와서 어떤 부분을 해야 되는가? 그대로 받아들여야 되는데, 하다보면 잡생각도 나고, 원점으로 가서 집중이 안 되고, 집중이 떨어지나. 시간은 흐르고 개인적으로 혼자 하는 것은 힘들고, 반복적으로 여러 사람들이랑 하다 보니까 맞추면 되겠구나. 토론할 때, 나랑 같은 생각을 가지고 있구나. 내가 마음을 비우고 있다 보면 내 몸이 아프다는 것을 알고 예방을 하고 다른 사람도 도와줄 수 있구나. 내가 건강해야 남을 도와줄 수 있고, 바닷가에서 하다보니까 친구들이 명상을 한다고 하니까 어울리지 않는다, 내가 몰랐던 부분을 알게 되드라.

어떻게 하느냐? 알아보겠다. 그 사람들도 마찬가지에요. 선수들이 메달이 나와야 하니까. 계속 긴장 몸들을 못 쉰다. 부담감 계속 긴장 바닷가에서 사고가 안 일어나야 하니까. 부담감, 안전사고 없으니까 그래도 다행이고, 잠깐 수업할 때 조금씩 들어가니까. 많은 배웠던 것, 참는 자세, 앉은 자세, 30분도 평소에는 잘 못 앉아요. 그런데 여럿이 하다보니까 앉아 있는 자세, 한 자리에 30분 앉아 있고, 금방 시간이 가고, 집중도 되고 서서히 좋아지는 것 같더라구요.

스트레스 많이 받았죠. 편하게 가자. 조금씩 받아들이고, 내가 좋아지고 있다. 호흡을 하고 있다. 처음에는 왜 이렇게 안 끝나? 이제는 긍정적으로 가보자. 여러분들이 같이 하니까 굉장히 도움이 돼요. 처음에는 답답하고, 왜 이렇게 길어, 그런데 편안하게 생각하고 있으니까, 긍정적으로.

H

저는 신청할 때, 목적은 방법을 책에서나 공부를 하다보면, MBSR 이 참 좋다고 하는데, 하는 방법도 모르고, 해본 적이 없고, 좋다는데, 익혀서 스스로 좋아졌으면 좋겠다는 기대를 가지고 왔는데, 와서 처음에 어려움은 바디스캔 할 때도, 알아차림 한다는 것 자체가 안되고, 이론적으로도 안 되고, 실제로도 안 되고, 상상을 하는 건지 알아차림을 하는 건지 의심이 많았는데, 하다 보니까 확신이 생기면서 생활에서 짜증이 났을 때도 나도 모르게 지금 짜증이 났구나, 알아차림 하니까 그전 같으면 얼굴로 다 나타나는데, 이제는 살짝 알아차리면서 터지지 않는 것 같이 느껴졌고, 조금 쳐지지 않게 느껴졌고 나의 신체를 자각하지 못하고 살았다는 것을 알아차리게 되었고. 그러면서는 자기 전이나 후에 하는데, 하루 종일 앉아있고, 컴퓨터를 하고, 굉장히 혹사하는 것도 느끼지 못하고 근육들을 혹사한 것도 모른 채 잠까지 들었었다. 확실히 어깨가 이완 되면서는 잠잘 때 그런 것은 없어졌고, 마음 공부한다고 너무나 좁았구나. 신체적인 것과 몸과 마음이 하나라는 사실을 모른 채로 공부를 한답시고 주위에서 있었다고 하는 것을 알게 되었고, 그런 것을 알게 되어서 뜻 깊었고, 조금 더 연습을 하면서 습관화를 시키고 싶어요.

I 저는 처음 00소개로 오게 되었는데. 저한테 남들이 뭔 소리를 해도, 전 싫은 소리를 못하는 타입이거든요, 부탁을 하면 거절을 못해요. 그리고 거절을 못해가지고, 남들에게는 관대하게 받아들여 주고, 화가 나도 화가 났는지도 모르고, 그렇게 있다보니까 . 오랫동안 일을 함께 하다보니까 해 보면 어떠냐? 이일을 하기 전에 만났는데, 같은 공간에서 같은 일을 하다보니까 이야기도 잘 통하고 하다 보니까. "받아 보면 어떠냐?" 스트레스를 덜 받을 것이다.

"나 스트레스 잘 받는 타입 아니야." 그리고 막상 오니까. 내 몸을 나름 자신이 있다고 생각했는데, 첫날 한 다음에 그 다음에 몸살나가지고,(웃음) oo이가 '넌 많이 아플 줄 알았어.' 그것 때문에 아프나~ 막상 생각을 해보니까 내가 내 몸에 관대하지 못했구나. 저는 다치면 병원도 안 가고, 약도 안 먹어요. 그냥 좀 견디면 나아. 손가락 뼈 부러져서 손톱이 빠졌는데 참고, 그런 일이 많았는데, 내 몸한테 내몸이 아프다고 아우성치는데, 내 몸의 아우성에 안 들었구나, 다른 사람들의 얘기를 들을 때, 짜증이 날 때도 있더라구요, 몰랐는데, 바디스캔이나 그런 걸 하면서 화가 났구나, 터뜨리는 것이 아니라. 화가 났구나를 알아차리면 어떻게 풀까 고민이 되었다. 피드백 할 때 고민하고 있었다. 어떻게 해야 될지. 이걸 몰랐는데, 아 화가 났구나. 피드백 할 때, 동업을 하는 친구가 말썽을 부려요. 그 친구가 말썽을 부리고 오면 확 짜증이 나요. 막 화가 나드라구요. (사건) 화가 나드라구요. 전에는 거의 참았어요. 말도 잘 못하고, 이제 화가 났다는 것을 아니까 몸이 대개 불편하드라구요. 가슴이 답답하고 소화가 안 되는 것 같고, 이것을 걷어내야. 이걸 걷어내야 화도 풀릴 것 같고, 화를 풀었다고 해도, 화를 제대로 안 풀면 남아 있더라구요. 그런 것들도 알게 되고. 정작 행복감에 대해서 말씀하셨는데, 저는 행복감이나 그런 것은 잘 모르겠어요. 우선은 나를 완전히 아직은 배제한 상태에서 야학을 하면서, 2년 반 정도 했는데, 그런데서 선생님을 해서 행복하다고 생각을 했는데, 아 외부적으로 나타나야만 행복할 것이라고 생각을 했는데, 반대로 외부에서 오는 것이 아니라 내부에서 펴져나가는 것 같고, 내가 받아들이지 못하고 있다. 화를 내는구나. 날 아프게 할려고 하는구나, 그런 것에 민감해지기도 하고,

명상후로 한 번도 아픈 적이 없거든요. (웃음) 감기가 오려고 하나? 그럼 가서 예방조치를 하고, 그전에는 아픈 후에 했는데, 오기 전에 올 것 같은데 미리하고 그러니까 예방이 되는 것 같애요. 모르겠어요. 아직 안 아파봐서 모르겠어요. (웃음) 8주하고 플러스 알파였잖아요. 되게 길다고 생각했는데, 습관이 안 되니까. 저도 잠깐 잠깐 잘 때 바디스캔, 잠에서 일어나서 정좌 명상하면서 다른 것도 해보고, 차에 있을 때 예열을 해주어야, 한 5분정도 해주어야 해요. 그럴 때 눈감고 앉아 있는 거예요. 짤마짤마, 잠깐잠깐이라도 해보면 좋더라구요. 내 몸 어디어디가 긴장하고 있구나, 그런 것들 때문에 유연해지기도 하고 부드러워졌다. 00누구에게도 감사하고. 교수님께 감사하고...

G 8주가 인생에서 덤이다. 학교의 코스가 아니라 우연히 알게 되어서,

앞으로 어떻게 이어갈 것인가 중요하다. 계획을 이야기해봐라.

homework
09

8주차 또 다른시작

Mindfulness-Based Stress Reduction

마무리

주위사람들과 손을 잡고 자리에 앉아 눈을 감고 원 모양으로 모여서 종업식을 시행한다.

앞으로의 실습

- 자신이 수련하고 싶은 명상을 본 지시문을 이용하여 복습한다.
- 계속해서 연습하여 테크닉을 자신의 것으로 만들도록 한다.
- 이 프로그램의 경험과 명상으로부터 얻은 단기적인 목표 (3개월)와 장기적인 목표(3년 이상)를 세운다.
- 목표를 달성하기 위한 잠재적인 장애물을 어떻게 극복할 것이며, 자신의 훈련을 어떻게 계속해서 발전할 수 있게 할 것인지 생각해 보아라.

supplement
부록

일상에서 마음챙김과 숙달을 위한 **스트레스를 줄이기 위한 21가지 방법들**

Saki F. Santorelli, EdD.

M i n d f u l n e s s - B a s e d   S t r e s s   R e d u c t i o n

아래의 12가지 방법은 하나의 지침입니다. 당신 자신의 방법들을 찾을 수 있도록 당신의 호기심과 책임감을 허용하십시오.

01 아침에 일어나서 조용한 상태로 5–30분 동안 명상을 합니다. 자리에 눕거나 앉아서 창밖을 보고, 자연의 소리를 듣거나 느린 걷기 명상을 합니다.

02 차에 시동을 걸고 기다릴 때 당신의 호흡에 조용히 일분동안 주의를 기울입니다.

03 운전을 할 때 몸이 긴장하고 있다는 것을 알아차리면, 즉 운전대를 꼭 잡거나, 어깨가 올라가거나, 위가 불편한 등 의식적으로 이완합니다. 그 긴장을 풉니다. 긴장이 운전을 더 잘하게 합니까? 이완하고 운전을 하는 것은 어떤가요?

04 라디오를 틀지 말고 당신 스스로와 함께 하십시오.

05 접도 지역에서는 오른쪽 도로로 들어가서 제한 속도보다 느리게 운전하는 실험을 해봅니다.

06 빨간불에 정지할 때는 당신의 호흡, 하늘, 나무, 당신의 마음 상태에 주의를 기울입니다.

07 일할 장소에 도착해서 차를 주차하고 나면 작업장으로 향할 때 잠시 스스로를 점검합니다. 당신의 삶으로 발을 디디기 위해서 주차장을 가로질러서 걸어갑니다. 당신이 지금 있는 곳이 어디고, 가고 있는 곳이 어딘지 알아보세요.

08 의자에 앉고 컴퓨터 앞에 앉을 때 당신의 신체 감각에 주의를 기울입니다. 의식적으로 이완하고 지나친 긴장을 스스로 제거합니다.

09 쉬는 시간을 그냥 단순하게 쉬기보다는 정말로 이완하는 데 사용합니다. 예를 들면 커피를 마시거나 담배를 피우거나 독서 또는 산책을 하려고 하는 대신에 의자에 앉아서 스스로를 회복시키십시오.

10 점심 때 환경을 바꿔보는 것도 도움이 될 수 있습니다.

11 (문이 있다면) 문을 닫고 의식적으로 이완하는 데 시간을 활용합니다.

12 일하는 시간에 매 시간마다 1–3분 정도 정지를 하려고 결심합니다. 당신의 호흡과 신체 감각을 알아차리고 마음이 재정비하고 보상하는 데 시간을 사용하도록 허용합니다.

13 당신 자신이 중심이 되는데 매일의 단서들을 환기자로 환경 속에서 이용합니다. 즉 전화가 울리는 것, 컴퓨터 의자에 앉는 것등을 이용합니다.

14 가까운 사람들과 이야기하기 위해서 점심이나 어떤 때든 시간을 갖습니다. 되도록 업무와 관련되지 않는 주제를 고릅니다.

15 일주일에 한두 번을 친묵하면서 점심 식사를 합니다. 천천히 먹는 시간을 갖고 당신 자신이 되는 시간을 갖습니다.

16 평일의 일이 끝날 때, 오늘의 활동을 잘 살펴보고 오늘 한 일에 대해서 스스로 알아주고 축하해 준다. 그리고 내일의 일의 목록을 만든다. 당신은 오늘 충분히 일했다!

17 차로 가는 길에 산책을 하도록 한다. 차갑거나 따뜻한 공기로 숨을 쉰다. 당신 신체의 찬 기운이나 따뜻한 기운을 느낀다. 이런 환경조건들과 신체 감각들에 저항하지 않고 개방하고 수용한다면 어떤 일이 벌어지겠는가. 당신의 작업장 밖의 소리에 귀를 기울인다. 바쁜 감정 없이 당신은 걸을 수 있는가? 당신이 천천히 움직이면 어떤 일이 일어나는가?

18 일과 후에 차에 시동을 걸고 있을 때, 조용하게 앉아서 의식적으로 직장을 집으로 바꾸고 단지 순간에 존재한다. 잠깐 즐긴다.

19 운전을 할 때는 서둘고 있는지 주의한다. 이것은 어떤 기분인가? 그것에 대해서 어떻게 할 수 있는가? 당신이 상상하는 것보다도 당신은 더 통제할 수 있다는 것을 기억하라.

20 주행 차선으로 들어올 때나 주차할 때, 순간 식구들과 함께 있다고 생각하거나 집에 들어간다고 생각해 본다.

21 집에 도착하면 작업복을 갈아입도록 노력한다. 이 단순한 행동도 다음의 당신의 역할로 돌아가는 데 더 부드럽게 할 수도 있다. 이것을 하는 데 단지 5분만으로도 충분할 수 있다. 가족들에게 인사를 한다. 같이 사는 사람들에게 각각 인사를 한다. 그들의 눈을 바라보는 시간을 갖는다. 가능하다면 조용히 정지하는 5–10분의 시간을 갖는다. 독신이라면 당신의 집의 정적 속으로 들어가는 것이 어떤 것인지 느껴본다. 당신 자신의 환경으로 들어가는 기분을 느껴본다.

마음챙김에 기반한
스트레스 감소 프로그램(MBSR) 매뉴얼

[MBSR 하타요가] QR코드

마음챙김에 기반한
스트레스 감소 프로그램(MBSR) 매뉴얼

지은이 정애자
펴낸이 양오봉
펴낸곳 전북대학교출판문화원

초판 1쇄 발행 2015. 9. 30
초판 3쇄 발행 2024. 7. 30

전북대학교출판문화원 전북특별자치도 전주시 완산구 어진길 32 (풍남동2가)
전화 (063) 219-5319~5322
FAX (063) 219-5323
출판등록 2012년 8월 20일 제465-2012-000021호

값 18,000원

ISBN 978-89-98534-71-4 13510